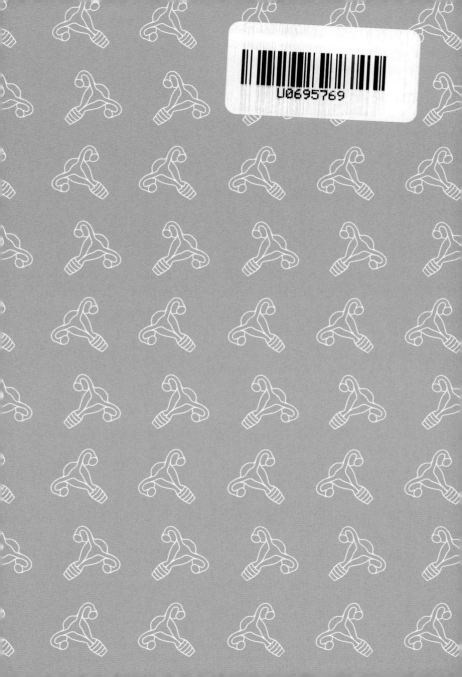

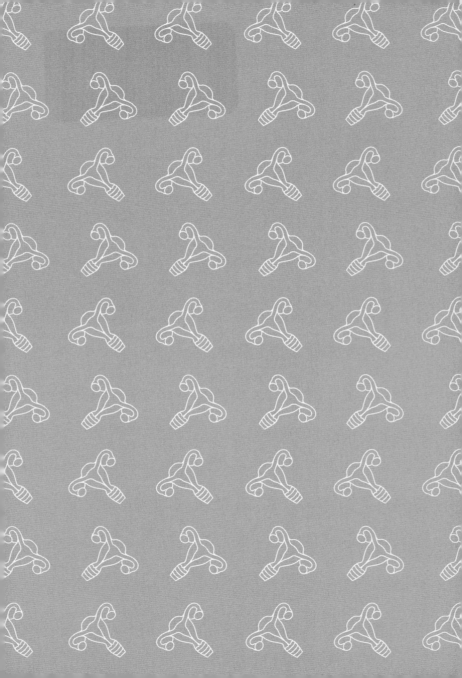

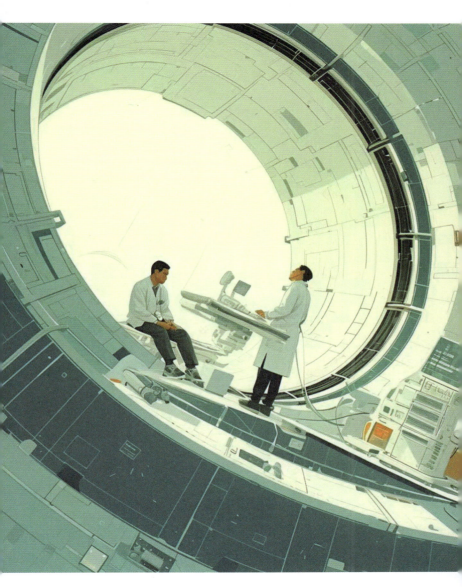

放疗前，专家会诊治疗方案

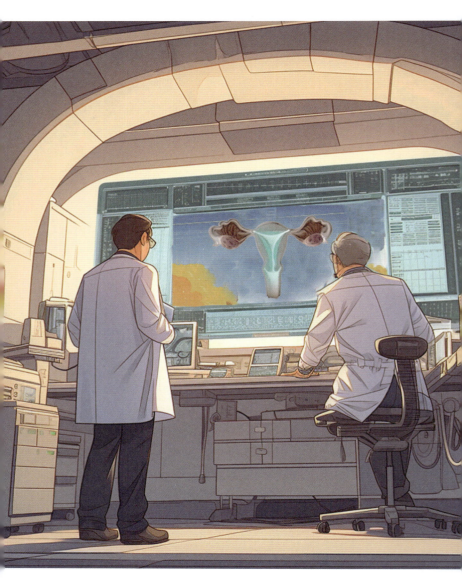

放疗前，专家会诊评估病情

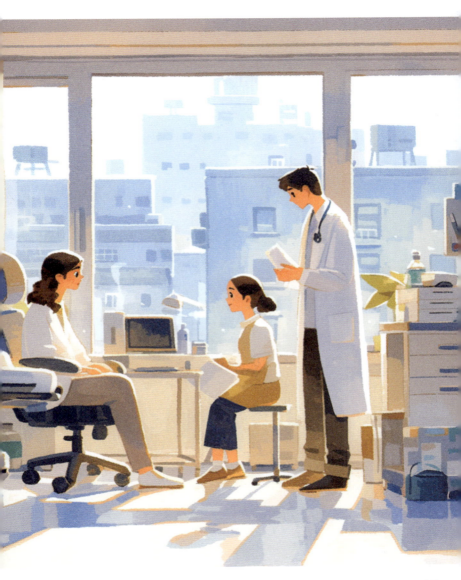

放疗前，医患床旁沟通了解

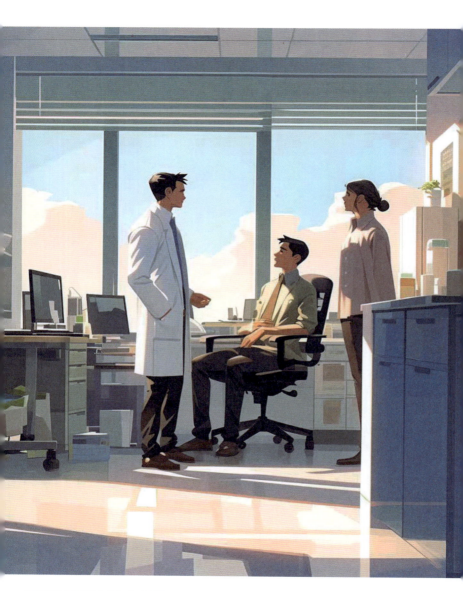

医患协商确定放疗方案

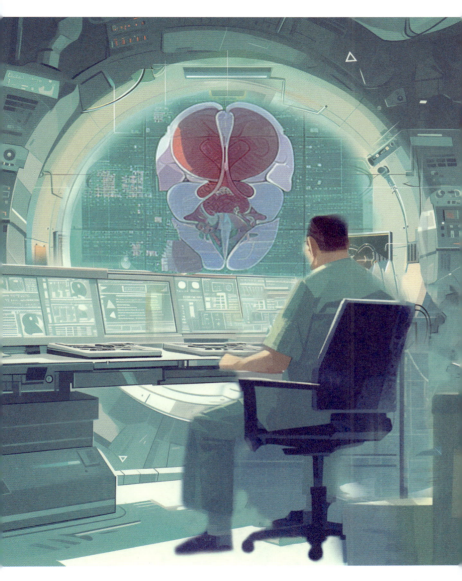

精准放疗开始了

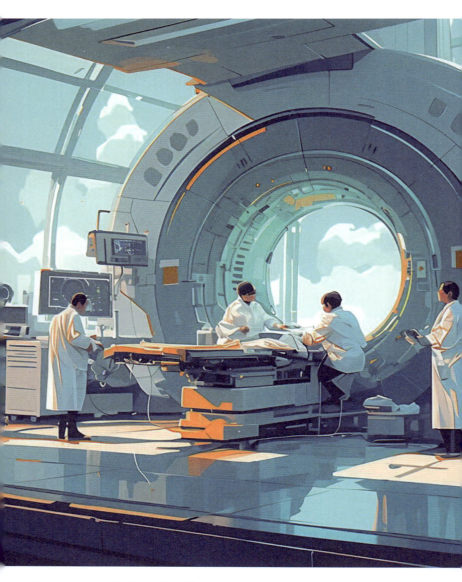

放疗医师和技师在严谨而紧张地工作

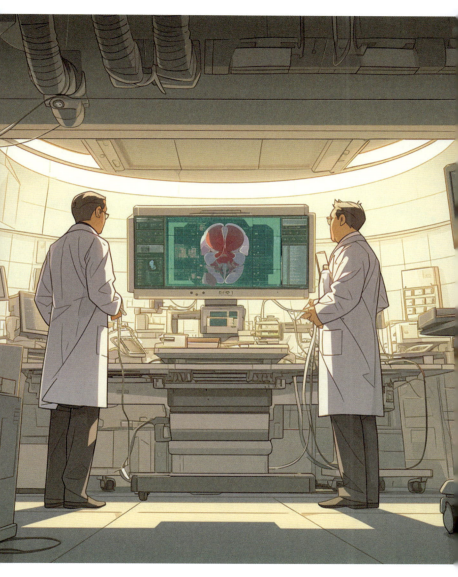

放疗后，专家在分析评估疗效

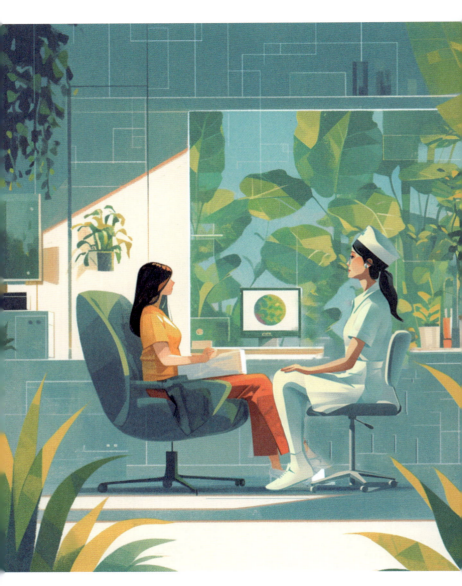

放疗后，医患沟通回访事宜

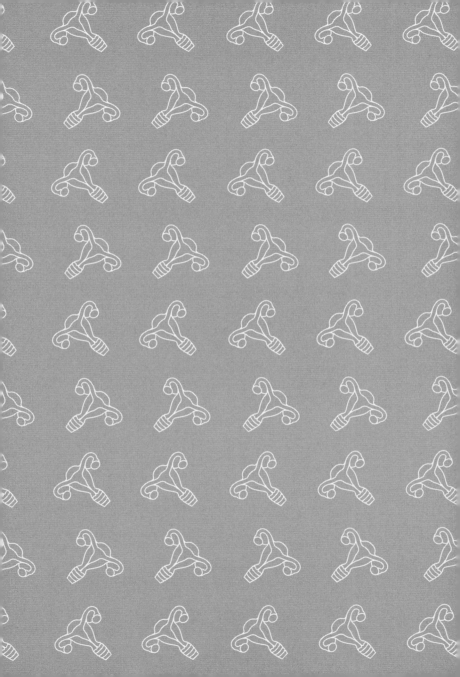

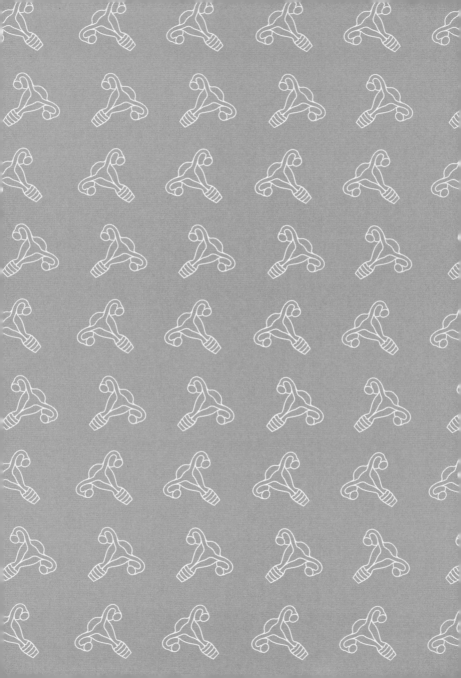

肿瘤放射治疗科普丛书（融媒体版） 总主编 王俊杰 刘友良

"放"下包袱，共"妇"健康

妇科肿瘤放射治疗

主编 江 萍 曲 昂

中国科学技术出版社

·北 京·

图书在版编目（CIP）数据

妇科肿瘤放射治疗 / 江萍，曲昂主编 . —北京：中国科学技术出版社，2024.6

（肿瘤放射治疗科普丛书：融媒体版 / 王俊杰，刘友良主编）

ISBN 978-7-5236-0722-0

Ⅰ . ①妇… Ⅱ . ①江… ②曲… Ⅲ . ①妇科病 – 肿瘤 – 放射疗法 Ⅳ . ① R737.3

中国国家版本馆 CIP 数据核字（2024）第 089552 号

策划编辑	王久红　焦健姿
责任编辑	王久红
装帧设计	东方信邦
责任印制	徐　飞

出　　版	中国科学技术出版社
发　　行	中国科学技术出版社有限公司
地　　址	北京市海淀区中关村南大街 16 号
邮　　编	100081
发行电话	010-62173865
传　　真	010-62179148
网　　址	http://www.cspbooks.com.cn

开　　本	787mm×1092mm　1/32
字　　数	55 千字
印　　张	4
彩　　插	12
版　　次	2024 年 6 月第 1 版
印　　次	2024 年 6 月第 1 次印刷
印　　刷	北京盛通印刷股份有限公司
书　　号	ISBN 978-7-5236-0722-0/R·3261
定　　价	39.80 元

编者名单

主　编　江　萍　曲　昂

副主编　侯晓荣　侯友翔　马瑾璐　韩骐蔓

编　者（以姓氏笔画为序）

马佳彬　中国医学科学院北京协和医院

马瑾璐　西安交通大学第一附属医院

邓秀文　北京大学第三医院

曲　昂　北京大学第三医院

江　萍　北京大学第三医院

李　敏　北京大学第三医院秦皇岛医院

邱　斌　北京大学第三医院

陆　珏　西安交通大学第一附属医院

苗　政　中国医学科学院北京协和医院

侯友翔　新疆医科大学附属肿瘤医院

侯晓荣　中国医学科学院北京协和医院

袁筑慧　北京大学第三医院

夏依拉·艾合买提　新疆医科大学附属肿瘤医院

韩骐蔓　北京大学第三医院秦皇岛医院

蔡梦娇　西安交通大学第一附属医院

魏枢华　北京大学第三医院

丛书编委会

序

恶性肿瘤已经成为严重威胁国人健康的主要疾病。目前肿瘤治疗主要有手术、放射治疗和化学治疗三大手段。根据世界卫生组织统计肿瘤患者中约70%需要借助放射治疗达到根治、姑息或者配合手术行术前或术后放射治疗。

自伦琴发现X射线、居里夫人发现放射性元素镭之后，利用射线治疗肿瘤逐渐成为人类抗击恶性肿瘤的主要手段。随着计算机技术进步、放射治疗设备研发水平提高、数字化控制能力增强，放射治疗技术得以飞速发展，涌现出三维适形放射治疗、调强放射治疗、影像引导下放射治疗等一大批全新的照射技术，放射治疗的理念发生根本性变革，治疗疗程大幅度缩短、精度和效率大幅度提高，已经全面进入精确和精准时代，在皮肤癌、鼻咽癌、喉癌、早期肺癌、肝癌、前列腺癌、宫颈癌等治疗领域达到与外科相媲美的疗效，催生出了放射外科、立体定向放射治疗、放疗消融、近距离消融、介入放射治疗等全新的概念，极大提高了肿瘤综合治疗水平。

为提高国人对肿瘤放射治疗认知，由中华医学会放射肿瘤治疗学分会、中国核学会近距离治疗分会，联合北京趣头条公益基金会组织全国从事肿瘤放射治疗领域的知名中青年专家学者共同编写了这套我国第一部肿瘤放射治疗科普丛书，系统阐述了放射治疗领域的新技术、新疗法和新理念，特别是将放射治疗的各种技术在各系统肿瘤中的应用以科普形式进行了介绍，语言通俗易懂，图文并茂；文本与音频视频相融合，宜读可听可看；看得懂，学得会，用得上；旨在提升整个社会对放射治疗的认知水平，使广大肿瘤患者科学、系统、全面地了解肿瘤放射治疗，为健康中国战略的实施做出放疗人应有的贡献。

中华医学会放射肿瘤治疗学分会
主任委员
中国核学会近距离治疗与智慧放疗分会
主任委员

王俊杰

前　言

　　亲爱的读者朋友们，非常荣幸能够为您呈现这本关于妇科肿瘤放射治疗的科普书。宫颈癌、子宫内膜癌、卵巢癌等妇科肿瘤，对女性健康构成严重威胁，给患者及其家人带来巨大的身心压力。放射治疗是妇科肿瘤的重要治疗手段，但很多患者和家属因为对这种治疗方式不甚了解，错过了最佳治疗时机，造成了不可挽回的损失，令人十分痛惜。本书旨在为广大患者及家属朋友提供一份权威、易懂的指南，帮助您深入了解妇科肿瘤放射治疗的方方面面。

　　放射治疗已然进入精准时代，包括部位精准、剂量精准、个体化精准，对早期、晚期、复发转移的患者发挥着独特的疗效，可缓解症状甚至治愈肿瘤。妇科肿瘤放射治疗技术种类很多，患者及家属朋友了解这项治疗手段并配合医护人员顺利完成治疗，有助提高治疗效果，减少不良反应。在编写本书过程中，我们汇聚了全国多家妇科肿瘤放射治疗专业的权威专家，结合前沿的医学知识和多年的临床经验，以一问一答的形式，用通俗易懂的语言、生动形象的插图，简练且全面地向患者及家属讲述了妇科肿瘤的诊疗方式、放疗原理、放疗前后注意事项、营养与随访等方面的知识。

我们衷心希望本书能够成为您在诊疗过程中的良师益友，帮助您深入地了解妇科肿瘤放射治疗的方式、方法，使您更加理解和信任所选择的治疗方式，解除不必要的紧张焦虑，科学面对肿瘤及其治疗，以获得良好的治疗效果和满意的健康生活。

江萍　曲昂

放疗名词解释

放疗　放疗为放射治疗的简称，是一种利用高能射线来杀灭肿瘤细胞的治疗方法。

化疗　化疗是化学治疗的简称，利用化学合成药物杀伤肿瘤细胞、抑制肿瘤细胞生长的一种治疗方法。

靶向治疗　靶向治疗是在细胞分子水平上，以肿瘤细胞的标志性分子为靶点，干预细胞发生癌变的环节，如通过抑制肿瘤细胞增殖、干扰细胞周期、诱导肿瘤细胞分化、抑制肿瘤细胞转移、诱导肿瘤细胞凋亡及抑制肿瘤血管生成等途径达到治疗肿瘤的目的。

免疫治疗　免疫治疗是利用人体的免疫机制，通过主动或被动的方法来增强患者的免疫功能，以达到杀伤肿瘤细胞的目的，为肿瘤生物治疗的方法之一。

TOMO刀　又称螺旋断层调强放射治疗，集合了调强适形放疗、影像引导调强适形放疗以及剂量引导调强适形放疗于一体，其独创性的设计使直线加速器与螺旋CT完美结合，突破了传统加速器的诸多限制。

射波刀 又称"三维立体定向放射手术机器人"，其核心技术是以机器人的工作模式来驱动一台医用直线加速器，它属于立体定向放射治疗（SRS/SBRT）的范畴，有着疗程短、剂量率高，治疗范围广、影像引导速度快和运动器官动态追踪能力强等特点。

伽马刀 是一种融合现代计算机技术、立体定向技术和外科技术于一体的治疗性设备，它将 ^{60} 钴发出的伽马射线几何聚焦，集中射于病灶，一次性、致死性地摧毁靶点内的组织，而射线经过人体正常组织几乎无伤害，并且剂量锐减。

立体定向放射疗法 采用等中心治疗的方式、通过立体定向技术，将多个小野三维聚焦在病灶区、实施单次大剂量照射的治疗。由于射线束从三维空间聚焦到靶点，因此病灶区剂量极高，而等剂量曲线在病灶以外迅速跌落，病灶与正常组织的剂量界限分明，如外科手术刀对病变进行切除一样，在达到控制、杀灭病灶的同时保护正常组织。

常规分割放疗 每天1次，每次剂量为1.8～2.0Gy，每周照射5次。

大分割放疗 相对于常规分割放疗而言，大分割放疗提高单次剂量，减少照射次数。

质子治疗　是一种使用质子射线来治疗肿瘤的放射治疗技术。质子射线和高能X线的主要区别是它进入体内的剂量分布。当质子射线在进入体内后剂量释放不多，而在到达它的射程终末时，能量全部释放，形成布拉格峰，在其后的深部剂量几近于零。这种物理剂量分布的特点，非常有利于肿瘤的治疗。

重离子治疗　属于粒子治疗，射线进入人体后的深部剂量分布和质子类似，布拉格峰后的剂量虽然迅速降低，但是比质子要多。产生的放射损伤70%以上是DNA的双链断裂，放射损伤不易修复，而且放射损伤的产生不依赖氧的存在，故对乏氧肿瘤亦有效。

定位　定位是通过现实的或模拟的方式模拟放射治疗，以采集患者治疗部位的影像，确定照射野体表的对应位置，并做标记的过程。

调强放疗　调强适形放射治疗的简称，是在三维适形放疗的基础上演变而来的，其原理是利用计算机控制的精密装置，根据肿瘤的形状和位置，调整放射线的强度和方向，以便更精确地照射肿瘤，同时最大限度地减少对周围正常组织的伤害。

基因检测　是一种通过分析个体的 DNA或RNA 来检测特定基因的变异、突变或遗传标记的过程。它可以提供关于个体遗传信息的重要线索，包括潜在的遗传疾病风险、药物反应性、基因型和表型相关性等。

目　录

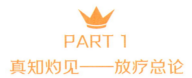

PART 1
真知灼见——放疗总论

PART 2
了如指掌——妇科肿瘤认知

PART 3
知己知彼——放疗前准备

PART 4
有的放矢——放疗中注意事项

PART 5
不容懈怠——放疗后随访

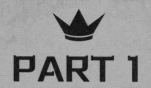

PART 1

真知灼见
放疗总论

　　放射治疗（简称放疗）是妇科肿瘤治疗的重要手段之一。然而，什么是放疗，它是如何精准地摧毁肿瘤的呢？本章将为你解开放疗的奥秘。

什么是放疗？放疗有哪些神奇的作用

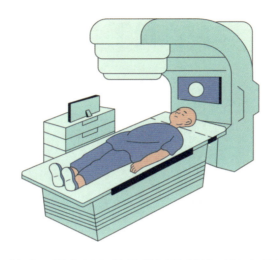

　　放疗，顾名思义就是使用放射线对肿瘤进行治疗，是恶性肿瘤最主要的治疗手段之一。世界范围内50%～70%恶性肿瘤患者需要在生存期间进行放疗。根据放疗在肿瘤治疗过程中的重要性，我们把放疗分为根治性放疗、辅助性放疗及姑息性放疗。不同部位、不同病理类型肿瘤对放疗的敏感性差异较大，约40%恶性肿瘤可以通过放疗或放疗联合手术及药物治疗达到根治效果，其中妇科肿瘤占比较高，它包括子宫内膜癌、宫颈癌等。在肿瘤放疗科，超过50%的肿

瘤放疗为根治性放疗，包括宫颈癌、鼻咽癌、前列腺癌、食管癌等，可以通过放疗达到治愈及延长生存期的目的。辅助性放疗可以有效预防术后有高危复发因素患者的肿瘤复发、转移。除此以外，姑息性放疗还可以缓解晚期患者因骨转移或者局部肿瘤压迫造成的癌痛，改善患者生活质量。

放疗是怎么杀死肿瘤的

广义的放射治疗除了肿瘤放疗科的放疗以外还包括核医学科的同位素治疗，例如 [131] 碘治疗甲状腺癌、[89] 锶治疗骨转移癌等；还有粒子植入技术，是指将放射性同位素 [125] 碘制成放射性微粒源，通过穿刺技术放入实体肿瘤内进行治疗。无论是广义还是狭义的放射治疗，都是通过放射线达到治疗肿瘤的目的。放射线主要包括放射性同位素产生的 α、β、γ 射线和 X 线治疗机或者直线加速器产生的 X 射线、电子线以及质子/重离子放疗设备产生的粒子束等。通过释放放射线能量直接地或者间接地破坏肿瘤细胞的遗传物质（即 DNA），使肿瘤细胞不再生长增殖或者丧失分裂能力，造成细胞死亡，最终治疗或者治愈肿瘤。

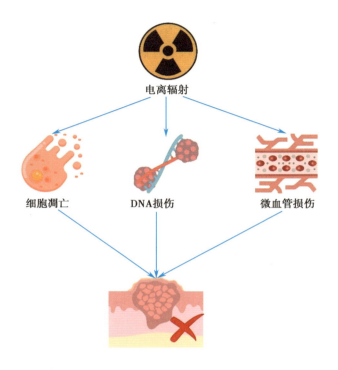

电离辐射

细胞凋亡　　　　DNA损伤　　　　微血管损伤

妇科肿瘤放疗技术有哪些

　　妇科肿瘤的放疗主要分为外照射放疗和内照射放疗，又称为远距离照射和近距离照射。以宫颈癌的根治性放疗为例，按治疗规范外照射放疗和内照射放疗须有序、合理地配合进行。

外照射放疗技术在三维适形放疗（3D CRT）的基础上发展出了很多精准放疗技术，包括 IMRT、VMAT、TOMO 等，前两者目前已经应用十分广泛。

(1) IMRT：即调强放射治疗，是指照射范围内射线强度可以调整的放疗，这样可以使得放射线更精确地释放能量杀死肿瘤细胞，并最大限度地减少对周围正常组织细胞的损伤。

(2) VMAT：即容积旋转调强放射治疗，是一种基于 IMRT 的放射治疗技术。与 IMRT 相比，VMAT 能够以更快、更连续、更精确的方式围绕肿瘤旋转释放放射线能量，杀死肿瘤，大大缩短治疗时间。

(3) TOMO：即螺旋断层放疗系统，是一种整合了 IMRT 和 CT 成像技术的放射治疗系统。通过连续的旋转释放放射线能量和连续的 CT 成像，更精确地定位肿瘤和杀灭肿瘤，同时进一步地减少对周围正常组织的损伤。

内照射技术主要包括腔内治疗、组织间插植、敷贴治疗等，在妇科肿瘤中最常用到腔内治疗和组织间插植，目前均通过后装治疗机进行治疗。

腔内治疗是指将放射源直接放入人体的自然腔

道内，如阴道、子宫腔等，通过放射源释放射线，杀灭肿瘤。

组织间插植是指将放射源通过插植针直接穿刺入肿瘤组织中进行放射治疗。

调强放疗、后装是什么意思

（1）调强放疗：调强放疗是目前妇科肿瘤外照射的主要技术，如前所述，应用最为广泛的是IMRT、VMAT，这是相对于三维适形放疗技术（3D CRT）而言的。三维适形放疗是指通过铅模或多叶光栅形成特定形状的射野调整放射线束的形状，使其和肿瘤形状在不同角度上尽可能地保持一致；但由于其放射线强度无法调整，导致肿瘤内部及周围的剂量分布不够均匀，从而引起正常器官不必要的照射。调强放疗技术是在三维适形放疗基础上发展起来的，兼具良好的肿瘤适形以外，实现了照射区域内的强度调节，可以提高肿瘤内部的剂量均匀性及更好地保护正常器官。

（2）后装：后装是应用后装治疗机进行治疗，我们可以通过后装治疗机进行后装腔内治疗、组织间插植等操作。后装技术是指先将空载的放射源容器（施源器）置于体腔内的病变位置，而"后"在防护屏蔽下通过电脑程控远距离地将放射源输送到容器中进行治疗。

放疗对我的家人有影响吗

妇科肿瘤患者接受放疗科的外照射放疗和内照射放疗，不会对自己家人有任何影响。如果近期接受了 ^{125}碘粒子植入放疗、^{89}锶放射性同位素治疗，或者进行全身骨显像及 PET/CT 检查，短期内患者会对近距离接触的人有一些辐射。全身骨显像是用 ^{99m}锝（^{99m}Tc）标记的亚甲基二磷酸盐（^{99m}Tc–MDP），PET/CT 检查使用 ^{18}氟（^{18}F）标记的脱氧葡萄糖（^{18}F–FDG），以上所述的 ^{99m}锝、^{18}氟、^{125}碘、^{89}锶均为放射性同位素，且它们半衰期很短，根据不同半衰期，须适当避免近距离接触家人的时限不同（比如 ^{125}碘粒子植入术后需要 6 个月）。即使不小心接触了家人也不必惊慌，短暂的时间并不会造成实质性的损伤，尽量避免长时间亲密接触孕妇和婴幼儿。

放射治疗的发展已有一百多年的历史。1895 年，德国物理学家伦琴发现 X 射线，并于次年首次将 X 射线用于治疗乳腺癌。1896 年，法国波兰裔科学家居里夫妇发现放射元素"镭"，随后开创性地将放射线用于治愈皮肤癌。20 世纪 60 年代后，放射治疗技术飞速发展。随着计算机和医学影像技术的进步，放射治疗进入三维"部位精准、剂量精准、个体化精准"的治疗新时代。

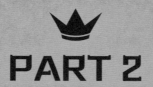

PART 2

了如指掌
妇科肿瘤认知

妇科肿瘤的种类很多，比如常见的宫颈癌、子宫内膜癌。本篇带您探索神秘的妇科肿瘤，解答您关心的那些问题。

女性生殖器官有哪些？都有什么作用

女性生殖器官包括内生殖器和外生殖器。女性内生殖器由卵巢、输卵管、子宫和阴道组成；外生殖器包括阴阜、大阴唇、小阴唇。

女性内生殖器的作用：①卵巢是产生卵子的器官，也是最重要的内分泌腺，主要功能是分泌雌激素，维持女性的生理功能及生育能力。②输卵管是输送卵子的管道，也是精子与卵子结合受精的场所。③子宫是孕育胎儿的器官，也是月经血的排出器官。④阴道是经血排出的通道，也是性交器官。

女性外生殖器的作用：保护阴道口和尿道口，并在妊娠时行使胚胎着床、分娩的功能。

妇科肿瘤有哪些

根据肿瘤的起始发生部位不同，妇科肿瘤主要包括宫颈癌、卵巢癌、子宫内膜癌、输卵管癌、外阴癌、阴道癌等。这些肿瘤的发病率和死亡率因地区、人群和年龄等因素而有所不同。

做哪些检查可以早发现妇科肿瘤

　　早期发现妇科肿瘤的检查方法有妇科检查、盆腔检查、血液检查、宫颈液基薄层细胞学检测（TCT）、宫腔镜、腹腔镜检查及影像学检查等，其中妇科检查是早期发现妇科肿瘤的重要手段。通过观察、触诊和内镜检查，医生可以发现异常的肿块、器官颜色改变或表面不光滑的区域。

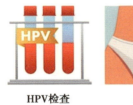 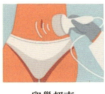 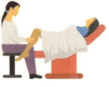

　　HPV检查　　　　　卵巢超声　　　　　妇科检查

恶性肿瘤早期、晚期都是什么意思

　　在医学术语中，早期和晚期是用来描述恶性肿瘤的发展阶段和严重程度的重要词汇。了解这两个术语的含义对于理解癌症的诊断和治疗方案至关重要。

　　（1）早期恶性肿瘤：是指肿瘤细胞在局部组织中

开始生长和扩散，但尚未侵犯或转移到身体的其他部位。这时候的肿瘤通常较小，尚未破坏周围组织，也没有引起明显的症状。早期发现和治疗，通常可以取得较好的治疗效果。

（2）晚期恶性肿瘤：是指肿瘤细胞已经突破了局部组织的限制，扩散到身体的其他部位。这时候的肿瘤可能已经较大，破坏了周围的正常组织，并引起一系列的症状。晚期恶性肿瘤的治疗难度通常较大，需要采取综合治疗措施，以缓解症状，延长生存期，提高生活质量。

需要注意的是，早期和晚期并不是绝对的，而是相对于具体的病例和诊断而言的。

上皮内瘤变跟癌是一个意思吗

上皮内瘤变和癌是两个不同的概念，虽然它们都涉及上皮细胞的异常增生，但它们的意义和严重程度是不同的。

（1）上皮内瘤变：上皮内瘤变是一种上皮细胞的异常增生，通常与癌症的发生有关。上皮细胞出现异常增生，可以是良性的，也可以是恶性的。上皮内瘤变通常不会引起明显的症状，因此，很多情况下都是在体检或检查其他疾病时偶然发现的。上皮内瘤变分为不同等级，从轻度异型增生到重度异型增生，程度逐渐加重。轻度的上皮内瘤变通常被认为是良性的，而重度的上皮内瘤变则被认为是癌前病变，有很高的可能性会发展成癌。

（2）癌：即恶性肿瘤，它通常是指上皮细胞发生异常增生并侵犯周围组织，形成肿块。癌细胞具有无限的增殖能力和侵袭性，可以扩散到身体的其他部位，对患者的生命健康构成威胁。

因此，上皮内瘤变可能是癌症的早期阶段，但并不等同于癌症。

哪些人容易得宫颈癌

宫颈癌是一种女性常见的恶性肿瘤，其发病率在全球范围内呈上升趋势。具有以下情况的女性，容易得宫颈癌。

（1）高危 HPV 病毒持续感染者，不同类型的 HPV 病毒对子宫颈的影响不同。高危型 HPV 病毒（如 HPV16、HPV18、HPV31 等）与宫颈癌的发生密切相关。

（2）性行为频繁、性生活开始较早、有多个性伴侣（指男、女双方）者。

（3）早婚早孕、多产多孕者。

（4）家族中有宫颈癌病史者。

（5）生殖道梅毒、淋病、湿疣等性传播疾病及生殖道感染患者。

（6）丈夫（或性伴侣）有 HPV 感染、HSV−2 感染、包茎或阴茎癌等疾患者。

常见宫颈癌病因

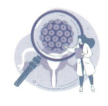

HPV感染

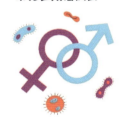

不洁性行为

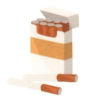

吸烟史

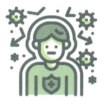

免疫系统受损

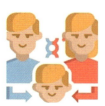

遗传因素

（7）子宫颈有癌前病变（尤其是高级别上皮内瘤变）者。

（8）女性激素水平的变化波动较大的，如更年期和孕期的女性可能增加患病风险。

（9）其他：吸烟、吸毒、HIV感染（艾滋病）、经济条件差、免疫功能低下、应用免疫抑制药、口服避孕药等人员。

怎么预防宫颈癌

宫颈癌是全球女性中常见的癌症之一，它是可以预防的。通过了解宫颈癌的风险因素，采取正确的预防措施，可以有效降低患病风险。①接种HPV疫苗可以有效预防高危型HPV感染，从而降低宫颈癌的发病率。②定期进行TCT可以及早发现宫颈细胞的异常变化，有助于早期发现宫颈癌。③保持健康的生活方式，如均衡饮食、适量运动、戒烟限酒等，可以提高身体免疫力，降低患病风险。④避免过早性行为和多个性伴侣。⑤通过合理饮食、规律作息、适量运动等方式增强免疫力，有助于抵抗HPV感染并预防宫颈癌的发生。⑥保持外阴清洁，避免使用刺激性强的清洁剂，有助于预防宫颈癌的发生。⑦避免与感染 HPV 的人共用卫生用品，如毛巾、内衣等，以减少感染风险。⑧即使接种了 HPV 疫苗，仍需定期进行宫颈细胞学检查，以确保早期发现宫颈癌。

预防宫颈癌从我做起

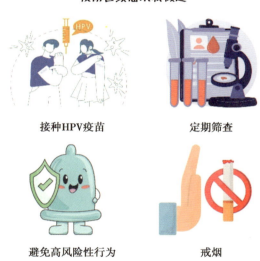

接种HPV疫苗　　　　　　　定期筛查

避免高风险性行为　　　　　　戒烟

放疗能杀死 HPV 吗

对于感染了 HPV 的人来说，杀死病毒是重要的治疗目标。然而，放疗是否能够杀死HPV目前并未获得肯定回答，需要从多个角度进行考虑和分析。①放疗射线是一种高能粒子或电磁波，可以用于杀死某些病毒和细菌。然而，HPV是一种小型病毒，其结构相对复杂，这使得病毒对于射线具有更高的抵抗能力。②不同类型的HPV具有不同的基因组和生物学特性，因此对于放疗射线的敏感性也可能不同。③射线的剂量和类型也是影响其杀死HPV效果的重要因素。高剂量的射线可以杀死更多的病毒，但是同时也可能对周围的正常组织造成更大的损伤。综上所述，放疗射线可以杀死一些类型的HPV，但是对于不同类型的HPV和不同的治疗条件，其效果可能会有所不同。

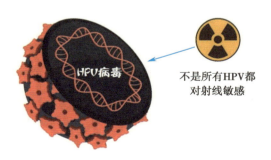

不是所有HPV都
对射线敏感

宫颈癌有哪些症状

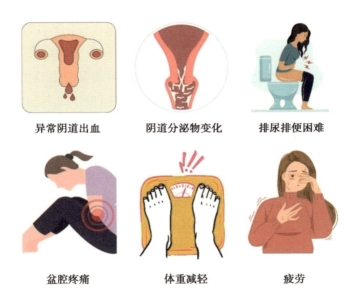

异常阴道出血　　　阴道分泌物变化　　　排尿排便困难

盆腔疼痛　　　　　　体重减轻　　　　　　疲劳

宫颈癌主要症状包括阴道流血、阴道排液、疼痛等。

(1) 阴道流血：是宫颈癌最常见的症状之一，其表现形式包括以下几种。①接触性出血。患者在性生活或妇科检查后出现阴道流血，可能是由于肿瘤表面破溃或质地脆弱所致。②不规则阴道流血。患者可能出现持续性或间歇性的阴道流血，出血量可多可少。③经后出血。对于已经绝经的女性，出现阴道流血应高度警惕宫颈癌的可能性。

(2) 阴道排液：是指从阴道排出异常液体，包括血性液体、白色或黄色白带、水样排液等。

(3) 疼痛：宫颈癌患者可能出现下腹部或腰部疼痛，包括腰部酸痛、大小便疼痛等。

宫颈癌需要做哪些检查项目

(1) 妇科检查：进行全面的妇科检查，包括观察外阴、阴道、宫颈的外观，以及通过触诊检查子宫和附件区域。这种检查有助于发现宫颈的异常病变，如糜烂、息肉、肿块等。

(2) TCT：采集宫颈细胞的样本，通过显微镜检查以寻找癌细胞。这是筛查宫颈癌最常用的方法。

(3) 阴道镜检查：在阴道镜的帮助下，可以直接观察宫颈和阴道的病变，同时可以采集组织样本进行病理学检查，以明确诊断。

(4) 宫颈活检：通过阴道镜检查，对可疑病变部位进行组织采样，然后进行病理学检查，以确定是否存在宫颈癌。

(5)血液肿瘤标志物检测：检测肿瘤标志物（如SCC、CEA 等）的水平，以评估病情的严重程度和预后。

(6)影像学检查：如 CT、MRI、PET-CT 等，有助于评估肿瘤的大小、位置以及是否有转移。

(7)病理学诊断：对采集的病变组织进行显微镜检查，以确定癌症的类型和分化程度，为制订治疗方案提供依据。

宫颈癌会引起其他并发症吗

宫颈癌如果不及时治疗，会导致其他并发症的发生。①感染：表现为发热、疼痛、阴道分泌物异常等，尤其是在手术、放疗或化疗期间，由于身体的免疫系统受到抑制，更容易发生感染。②出血：阴道出血甚至大量出血，尤其是在治疗期间，如手术或放疗后。③疼痛：下腹部或腰部疼痛，尤其是在治疗期间。④尿失禁：患者可能会出现尿频、尿急、尿失禁等症状。⑤肠梗阻：在宫颈癌晚期，肠梗阻可能导致腹痛、呕吐、腹胀等症状。⑥阴道瘘：肿瘤增长会侵犯周围器官如膀胱、直肠，随病程进展肿瘤侵透膀胱或直肠壁全层即可形成阴道直肠瘘或者阴道膀胱瘘。患者可能出现尿液或粪便样物质从阴道流出。⑦心理问题：焦虑、抑郁等。这些问题会影响患者的治疗和康复。

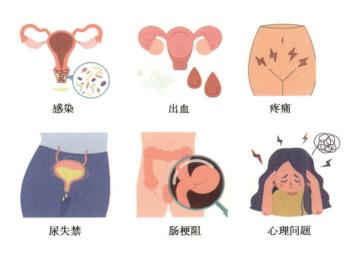

感染　　　　　出血　　　　　疼痛

尿失禁　　　　肠梗阻　　　　心理问题

宫颈癌已转移怎么办

如果宫颈癌已经转移，应由医生根据患者的转移部位、一般状况等因素选择合适的治疗方案：①化疗是一种常用的全身治疗方法，旨在通过使用化学药物来杀死癌细胞。对于已经转移的宫颈

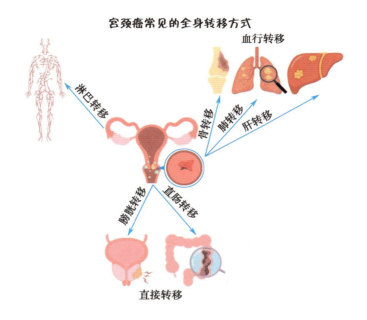

宫颈癌常见的全身转移方式

血行转移

淋巴转移

骨转移

肺转移

肝转移

膀胱转移

直肠转移

直接转移

癌，化疗可以减轻症状，缩小肿瘤，并帮助控制疾病的进展。②放疗是使用高能射线来杀死癌细胞。它可以用于已经转移的宫颈癌，尤其是当肿瘤较大或涉及关键部位时，放疗可以减轻症状，控制疾病的进展，并提高生活质量。③手术对于一些已经转移的宫颈癌患者，也是一种可行的治疗选择，可能包括子宫切除术、卵巢切除术或其他手术。④免疫治疗是一种新兴的治疗方式，通过激活

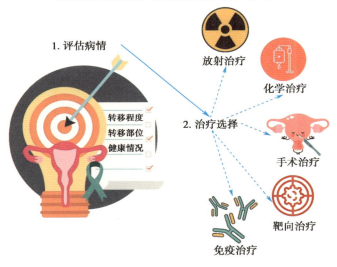

宫颈癌转移后先评估病情后选择治疗的模式

1. 评估病情

转移程度
转移部位
健康情况

2. 治疗选择

放射治疗

化学治疗

手术治疗

靶向治疗

免疫治疗

患者自身的免疫系统来攻击癌细胞。⑤靶向治疗是一种通过干扰癌细胞特定生物学通路来治疗癌症的方法。根据肿瘤的分子特征，医生可能会考虑使用靶向治疗。⑥营养支持在治疗过程中非常重要，患者应该尽可能地保持健康的饮食习惯，并在需要时接受营养补充。⑦心理支持，癌症是一种令人恐惧和焦虑的疾病，特别是当它已经转移时。患者应该尽可能地接受心理支持，以帮助应对压力和焦虑。

宫颈癌该怎么治疗？不能手术的宫颈癌能通过放疗治愈吗

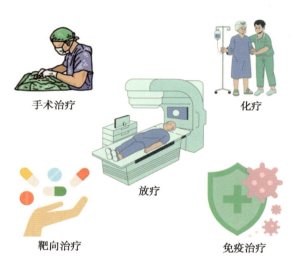

手术治疗　　　　化疗

放疗

靶向治疗　　　　免疫治疗

　　宫颈癌的治疗手段包括手术、放疗、化疗或靶向免疫治疗等。治疗方法的选择取决于癌症的分期和患者的具体情况，多采用以手术和放疗为主、化疗为辅的综合治疗方案。手术是宫颈癌 0 期～ⅡA 期患者的主要治疗方法，ⅡB 期及其以上的中晚期宫颈癌首选治疗方法是放疗。例如中晚期宫颈癌的标准治疗方案为同步放疗、化疗，放疗包括体外照射及后装治疗，放疗同时给予以顺铂为基础的化疗。

如果患者不能耐受手术，也可直接选用放疗，早期宫颈癌（Ⅰ～ⅡA期）放疗与手术疗效相当。所以说，确诊了宫颈癌不一定要先手术治疗，放射治疗也是宫颈癌治疗的利器。

子宫内膜癌和宫颈癌是一回事吗

子宫内膜癌和宫颈癌不是一回事。虽然这两种疾病都是妇科常见的恶性肿瘤，症状比较相像，都有阴道流血、阴道排液，但子宫内膜癌和宫颈癌是不可混为一谈的。①原发病灶部位不同：子宫内膜癌原发于子宫体内膜（就是孕育宝宝的子宫腔内），宫颈癌原发于子宫颈；②致病因素不一样：宫颈癌主要是由高危HPV病毒引起。子宫内膜癌和大多数癌症一样病因不明，多种因素均可致病；③宫颈癌有非常好的预防手段：接种HPV疫苗及定期进行宫颈癌筛查。相比其他癌症，宫颈癌是目前唯一可以有效预防的癌症。这一点，是其他癌症预防的效果无法比拟的。

子宫内膜癌有什么症状

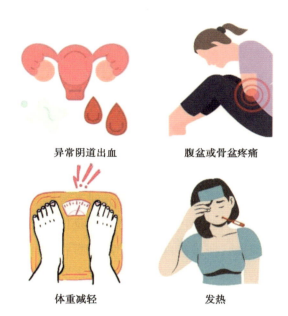

异常阴道出血   腹盆或骨盆疼痛

体重减轻   发热

  子宫内膜癌常见表现为持续的或不规则阴道出血。未绝经者，可出现月经紊乱，经量增多，经期延长，易与月经混淆而被忽视并延误病情；绝经后妇女可出现绝经后阴道出血或血性分泌物。阴道排液也是较为常见的表现，多为血性或浆液性分泌物；合并感染、肿瘤坏死时，可有脓血性排液，恶臭。可伴有阵发性下腹痛、腰骶部或下肢疼痛感（压迫神经）。晚期肿瘤过大，可在下腹部摸到包块，按压有疼痛。肿瘤患者还会出现发热、贫血、消瘦、体重减轻等症状。当出现以上症状时，应尽早就医进行详细检查。同时定期妇科检查，尽可能早期发现疾病。

确诊子宫内膜癌需要做哪些检查项目

常见确诊子宫内膜癌的检查项目较多，均有各自的特点。

(1) 细胞学检查：通过特制的宫腔吸管或宫腔刷放入宫腔内，吸取分泌物涂片后查找癌细胞。操作简单，可行性好，患者易接受，常用于筛查。

(2) 组织学检查（子宫内膜活检）：通过分段诊断性刮宫来刮取子宫内膜组织，再将获得的组织切片染色，显微镜下观察，判断病理类型。

(3) 宫腔镜检查：将带镜头的仪器经阴道进入子宫检查可以动态直视宫腔，全面直观地检查宫腔内有无新生物（肿瘤），辅助准确、多点钳取宫腔内组织进行病理检验。

(4) 影像学检查：①阴道超声可以了解子宫大小、宫腔形状、宫腔有无新生物、子宫内膜厚度、肌层有无浸润和浸润深度等情况；②盆腔 MRI 可较清晰地显示病灶大小、范围、肌层浸润深度及盆腔与腹主动脉旁淋巴结转移情况等，有助于肿瘤的识别和分期；③胸腹盆 CT 检查可以发现腹盆腔、腹膜后及双侧腹股沟区转移的淋巴结，以及胸腹盆腔转移情况；④ PET–CT 检查可以选择性应用于分期诊断，排除全身转移灶。

(5) 血液学检查：检测相关肿瘤标志物，如 CA125、CEA 等检查。

以上检查的目的是确定肿瘤的类型、大小、浸润深度以及是否有转移等情况，为制订治疗方案和评估预后提供依据。而病理检查才是确诊子宫内膜癌的金标准。

子宫内膜癌都有哪些治疗方法

子宫内膜癌的治疗以综合性治疗为主，治疗方法主要有手术、放射治疗、化疗及激素治疗。①手术为首选治疗方法，通过手术将肿瘤部位尽可能

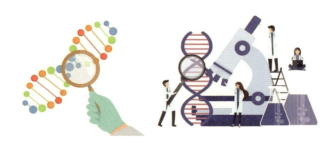

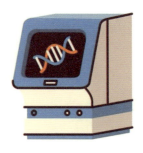

地切除干净，术后予以辅助放疗或化疗提高疗效。
②极度肥胖、患严重的内科合并症者，不适合手术，
可选择近距离放疗（后装）＋体外放疗两种方法结合
的根治性放疗。③不适合手术或放疗的患者，可以考
虑全身治疗。④对于有生育要求的，不典型增生／子宫
内膜样上皮内瘤变（AH/EIN）或无子宫肌层浸润的
1级子宫内膜样癌，可以考虑保留生育能力的治疗。
⑤化疗则是晚期复发转移性子宫内膜癌的综合治疗
措施之一，也可以用于术后有复发高危因素患者治

疗，以减少盆腔外的转移。⑥如有某些蛋白或基因的突变，可以选择相应的靶向治疗和免疫治疗。

卵巢癌有什么症状

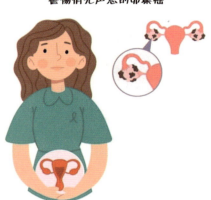

警惕悄无声息的卵巢癌

　　因为卵巢隐藏在女性的盆腔里面，比较隐蔽。所以早期的时候，患者通常没有什么症状，当肿瘤长得较大的时候，患者才能感觉轻微的腹胀、消化不良等。当肿瘤进一步增大，并且出现腹水的时候，患者可能会有持续的、逐渐加重的腹胀，这时候症状就会比较明显了。有些患者会伴发食欲减低、消瘦、乏力等症状。一些晚期患者会出现胸腔积液、胸闷、心慌等。也有些患者多日不解大便、腹胀十分明显，这可能是肿瘤压迫肠管引起肠梗阻所致。如果肿瘤压迫输尿管，会导致尿液排不出来的情况。

卵巢癌怎么治疗

卵巢癌的治疗主要是手术＋化疗。手术切除越干净越好。如果肿瘤太大，有广泛转移，手术难以切干净的，可以先做2～3个疗程的化疗，化疗后肿瘤缩小再做手术。手术后根据患者病理分期再给予相应的化疗。化疗后病情完全缓解或部分缓解的患者，可进入维持治疗阶段。

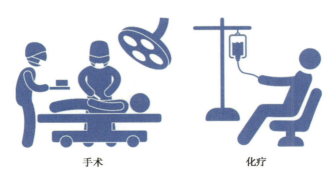

手术　　　　　　　　化疗

卵巢癌易出现盆腔、腹腔广泛转移，且有有效的化疗药物可以选择。而盆腔、腹腔放疗多有近期和远期并发症，所以目前放疗仅用于部分复发卵巢癌的姑息治疗。对于肿瘤局限，例如仅有腹膜后或纵隔淋巴结转移，但手术难以切除，且化疗效果不佳，可考虑局部转移病灶的调强放射治疗。

外阴癌有什么症状

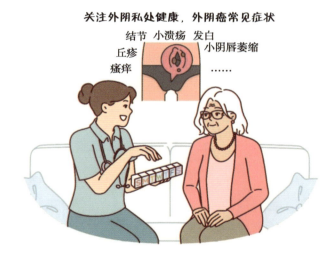

关注外阴私处健康，外阴癌常见症状

结节 小溃疡 发白
丘疹 小阴唇萎缩
瘙痒 ……

外阴癌的早期症状就是外阴瘙痒，持续很长时间，药物治疗也不见好转。多年后外阴局部出现丘疹、结节或小溃疡，有些可伴有外阴发白、小阴唇萎缩等。外阴结节可迅速增大成肿块，表面破溃、流脓，有臭味，同时伴有局部瘙痒、疼痛。肿瘤继续生长会侵犯尿道、肛门等周围器官，引起排尿不畅、尿痛、便血等。一侧或双侧大腿根部可摸到大小不一的肿块（这是肿大的腹股沟淋巴结）。

外阴癌怎么治疗

外阴癌的治疗以手术切除为主。对早期外阴癌推荐个体化手术治疗，而局部晚期（或）晚期外阴癌则推荐手术＋放疗＋化疗的综合治疗。复发转移的外阴癌还可加用靶向药物、免疫治疗等。

阴道癌有什么症状

阴道癌多数发生在绝经后的女性。早期主要症状包括：①阴道出血，表现为阴道不规则流血，性交后出血，绝经后阴道出血。②白带增多，有臭味，可以是淘米水样白带，黑色、褐色、咖啡色的白带，同时有难闻的气味。晚期患者可能出现腰痛、腹痛、尿频、尿血、尿痛及便血、便秘等；严重者可出现大小便从阴道排出（膀胱阴道瘘或直肠阴道瘘）；还可能出现肾功能障碍、贫血，肺、肝等脏器转移等。

阴道癌怎么治疗

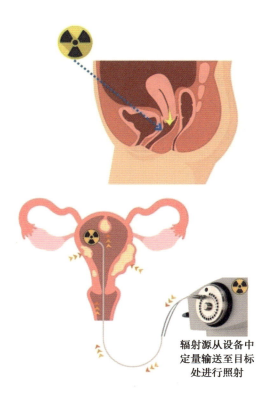

辐射源从设备中定量输送至目标处进行照射

原发性阴道癌罕见，治疗复杂。可根据个体差异，选择个体化治疗。由于阴道的解剖特点，手术需要切除阴道＋子宫＋盆腔淋巴结。老年患者难以耐受这么大的手术，而年轻女性又很难接受此类手术，所以放疗是阴道癌的主要治疗方式，放疗常用体外照射和近距离放疗（后装）联合治疗，同时可辅以化疗或靶向免疫药物治疗。

专家有话说

妇科肿瘤包括多种类型，各类肿瘤在发病原因、预防方式、临床症状、体征、治疗方案等方面不尽相同，每位女性朋友都应该多了解一些相关知识，保持健康的生活方式，定期进行妇科检查，一旦发现有疑似症状及时主动就医。

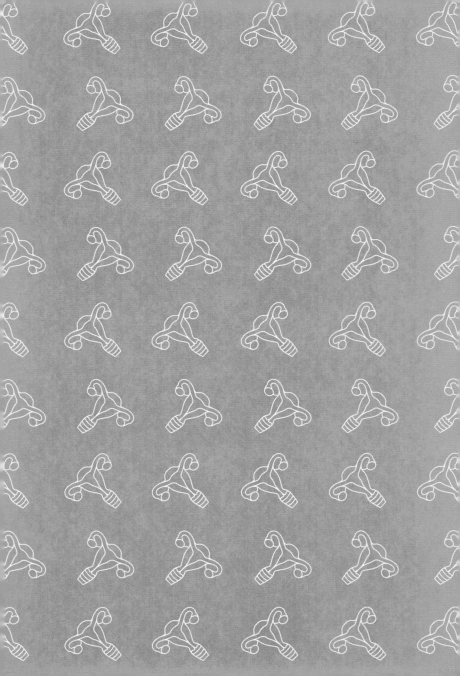

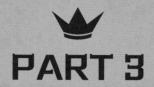

PART 3

知己知彼
放疗前准备

妇科肿瘤都需要放疗吗？哪些情况适合做放疗？放疗前需要做什么准备工作吗？本篇我们聊聊妇科肿瘤放疗前的那些事儿，为您全面解除关于放疗前的疑虑，希望您能更了解和信任放疗。

妇科肿瘤都需要放疗吗

　　肿瘤治疗有三种主要的治疗方式：手术、放疗和药物治疗。超过70%的患者在肿瘤治疗过程中需要进行放疗，放疗在妇科肿瘤领域应用广泛。然而，并非所有妇科肿瘤患者均需要做放疗，比如早期肿瘤患者行根治性手术后，如无高复发风险因素，是无须要进行辅助放疗的；而局部中晚期肿瘤的患者通常需要行放疗；已发生远处转移的患者，也可以通过姑息性放疗，减小肿瘤负荷，缓解症状，提高生活质量。

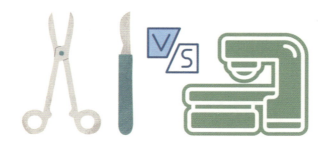

哪些宫颈癌患者适合做放疗

放疗适用于各期宫颈癌。对于早期宫颈癌患者，放疗可以达到和手术类似的治愈效果。对于局部晚期的宫颈癌患者，首选放疗联合同步化疗，大多数患者也能达到满意的临床效果。对于已经出现远处转移的晚期宫颈癌，一般以全身治疗为主，部分患者也可进行个体化放疗。宫颈癌术后患者，如病理存在高复发风险因素，也应进行术后辅助放疗，以减少局部复发。复发或远处转移的宫颈癌患者（如肝转移、骨转移、脑转移等），在全身系统治疗的基础上，可以酌情进行姑息性放疗，减轻患者疼痛或压迫症状，改善生活质量。

宫颈癌放疗效果好吗

在妇科肿瘤中，宫颈癌的放疗效果是最好的。早期宫颈癌患者可通过放疗达到治愈目的，而局部晚期宫颈癌患者，大部分也可通过放疗达到根治效果。辅助放疗还可减少宫颈癌术后患者局部复发的风险。

为什么手术之后还须放疗

部分妇科肿瘤患者在手术治疗之后，术后病理提示存在一些肿瘤易复发的因素，比如切缘阳性，淋巴结转移，宫旁浸润，特殊病理类型，深肌层侵犯等，建议这些患者进行术后辅助放疗，降低局部复发风险。

手术之后多久适合做放疗

一般来说，需要等待手术切口完全愈合，患者一般情况恢复后再开始放疗。通常在手术后 4～8 周开始放疗，建议尽量不超过术后 3 个月。当然，也须要结合患者的个体情况，综合决定放疗时机。

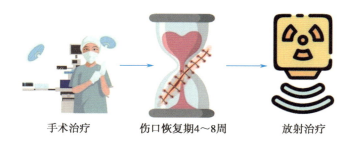

手术治疗　　　伤口恢复期4～8周　　　放射治疗

放疗的同时可以进行化疗、免疫治疗或者靶向治疗吗

放疗期间可以同时进行化疗、免疫治疗或靶向，但同步治疗，不良反应会更明显（如骨髓抑制、呕吐、腹泻、免疫治疗相关性反应等），须根据患者身体耐受情况酌情调整。

肿瘤联合治疗与作战策略

放疗定点　化疗无差别　靶向治疗　免疫治疗
清除　　　攻击　　　精准识别　延迟杀伤

没有做过手术的患者，放疗后还需要再做手术吗

大多数宫颈癌患者和早期子宫内膜癌患者可以通过放疗达到治愈，放疗后不需要再手术了。少部分患者放疗后仍有肿瘤残留，可能须再手术切除残余病灶，以达到治愈目的。

怀孕期间查出宫颈癌还能放疗吗

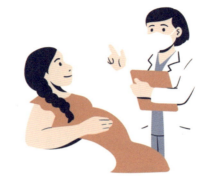

终止妊娠与宫颈癌的放疗治疗抉择

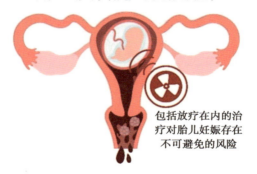

包括放疗在内的治疗对胎儿妊娠存在不可避免的风险

　　怀孕期间检查出宫颈癌，是否放疗，须根据妊娠状况、生育要求、宫颈癌病情、患者身体基础等多方面因素，进行多学科会诊后综合判断。高能射线可能会影响胚胎发育，导致胚胎畸形、胚胎停育、流产等。如果患者宫颈癌的病情需要进行放疗，一般建议先终止妊娠再开始放疗。

还没有生育过的育龄期女性，放疗后还能生育吗

放疗导致卵巢功能衰竭，丧失生育功能

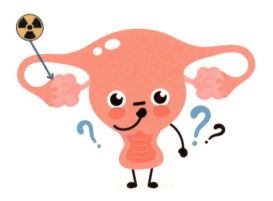

卵巢组织对放射线非常敏感。妇科肿瘤患者在接受盆腔放疗后，卵巢功能会受到较大影响，导致卵巢功能衰竭，丧失生育功能。因此，对于有生育要求或卵巢功能保留需求的妇科肿瘤患者，建议充分了解放疗对生育功能的影响，并与主管医生详细

讨论可能的替代治疗选择。

宫颈癌放疗有哪些方式

　　宫颈癌的放疗主要包括外照射和内照射。外照射指射线穿过体表进入人体，照射至肿瘤区域。临床通常使用直线加速器进行外照射治疗。患者平躺于治疗床上，加速器机头旋转数圈后完成治疗（2～10min），治疗过程中患者无明显不适感受。内照射，也称为近距离治疗或后装治疗，指将放射源通过人体自身腔道置入患者体内，从肿瘤的表面或内部进行照射。对于宫颈癌患者来说，医生会将施源器（放射源阴道管路）放置在患者宫腔内及阴道内，部分患者还需要进行肿瘤内插植。之后扫描 CT 或 MRI 图像，医生和物理师制作放疗方案，之后将施源器与后装治疗机连接，放射源即可进入施源器内，在肿瘤局部进行照射。

妇科肿瘤放疗都需要做后装吗

　　未手术的宫颈癌、子宫内膜癌、阴道癌的患者通常需要进行后装治疗。宫颈癌、子宫内膜癌及阴道癌等患者，如果进行了手术根治的患者，术后需要根据具体病情及病理结果评估是否须要后装治疗。

后装什么时候做

未做手术的宫颈癌患者，放疗包括外照射联合内照射（后装治疗）。内照射开始时间与肿瘤大小及肿瘤退缩速度相关，因人而异。如果肿瘤退缩较快，肿瘤体积较小，可在外照射后开始内照射，如肿瘤体积较大，也可以在外照射全部结束之后，待肿瘤充分退缩，再开始内照射治疗。对于术后的患者，一般在外照射结束后再开始内照射治疗。手术后只做后装的患者，在阴道手术切缘愈合后方可开始后装治疗，一般为术后4～8周。

如果后装和外照射间隔时间过长会影响疗效吗

未做手术的宫颈癌患者，放疗总疗程最好控制在7周以内。但临床中不少患者会因为发热、白细胞降低等治疗不良反应而延长放疗疗程。总疗程时间过长会在一定程度上影响放疗效果。放疗期间如果出现上述反应，需要及时就诊用药，症状改善后尽快恢复治疗。

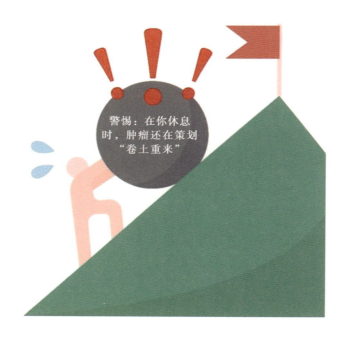

警惕：在你休息时，肿瘤还在策划"卷土重来"

子宫内膜癌放疗好还是手术好

手术是子宫内膜癌主要的治疗方法。早期的子宫内膜癌一般首选手术治疗，但对于年老体弱或有严重内科合并症（如严重心肺疾病等）不能耐受手术或手术禁忌者，Ⅰ～Ⅱ期的子宫内膜样腺癌，单纯放疗也可以达到治愈效果。对于晚期无法手术的子宫内膜癌患者，放疗也是一种有效的治疗方式，可以改善局部症状和控制肿瘤进展。此外，对于术后患者，如病理提示有高复发风险的，也须行术后辅助放疗，以减少肿瘤局部复发。

子宫内膜癌患者都要做放疗吗

放疗是子宫内膜癌术后的主要辅助治疗方式，但并不是所有术后患者都须放疗。对于肿瘤早期，年龄小于 60 岁，病理类型好，术后没有肿瘤残留的患者，可以不进行术后放疗。对于有复发高危因素的患者（如深肌层受侵，手术切缘阳性，淋巴结转移，侵袭性病理类型，弥漫性脉管癌栓，分子分型有 p53 突变等），建议行术后辅助放疗，可以减少局部复发风险。子宫内膜癌的术后放疗可采用内照射和（或）外照射治疗，具体放疗方式须结合患者病情综合决策。此外，对于不适合手术的各期子宫内膜癌的患者，均可选择放疗，包括外照射和（或）内照射治疗。

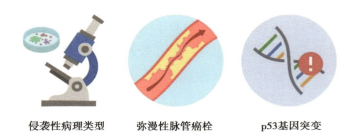

侵袭性病理类型　　　弥漫性脉管癌栓　　　p53基因突变

子宫内膜癌术后多久放疗合适

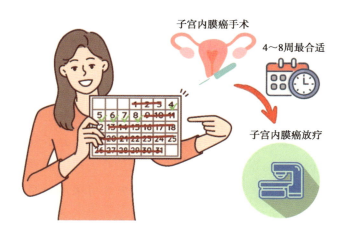

如须接受术后辅助放疗，一般在术后 4～8 周开始放疗最好，原则上不超过术后 12 周。此外，也要结合患者术后身体恢复情况，综合决定何时开始放疗。

卵巢癌需要做放疗吗

手术和化疗是卵巢癌的主要治疗方式。卵巢癌对放疗中度敏感，放疗既可作为手术后肿瘤残留的补充治疗，也可作为复发性或晚期卵巢癌的挽救性治疗手段。部分患者也可采用术前放疗，以达到缩小肿瘤、提高手术切除率的目的。

外阴癌需要做放疗吗

早期外阴癌以手术治疗为主，术后有复发高危因素患者（如手术切缘阳性、邻近手术切缘、淋巴结转移等）须接受术后放疗，以减少复发风险。对于无法手术的局部晚期肿瘤，放疗也是一种有效的治疗方式。

阴道癌需要做放疗吗

　　放疗可应用于各期阴道癌患者。早期（Ⅰ期）阴道癌，放疗效果和手术效果相似，均可达到临床治愈，且放疗避免了手术损伤，能更好地保护器官功能。局部晚期的阴道癌可通过放疗联合化疗，获得较好的治疗效果。

早期（Ⅰ期）阴道癌放疗对器官功能的保护

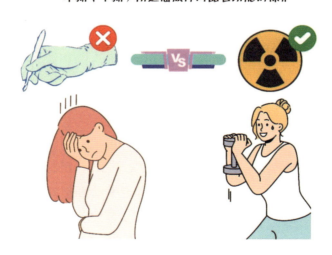

放疗时间需要多久

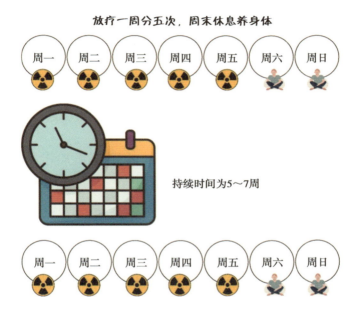

放疗一周分五次，周末休息养身体

| 周一 | 周二 | 周三 | 周四 | 周五 | 周六 | 周日 |

持续时间为5～7周

| 周一 | 周二 | 周三 | 周四 | 周五 | 周六 | 周日 |

　　妇科肿瘤的放疗时间长短和患者的病情、治疗目的和具体治疗方案等众多因素相关。一般来说，外照射放疗每天 1 次，每周 5 次，总共需要 25～28 次。内照射放疗分不同类型，对于未做手术的宫颈癌或子宫内膜癌，一般需要治疗 3～6 次，每周 1～2 次，每次治疗包括内照射置管操作、模拟定位扫描、

靶区勾画、计划制作和治疗执行等多个步骤，整体流程 40～90min，部分患者因操作难度大，可能需要更长时间。对宫颈癌或子宫内膜癌术后患者，治疗次数根据病情不同因人而异，2～6 次不等，每周治疗 2～3 次。

为什么放疗前要定位？什么是定位

放疗定位相当于量体裁衣，根据患者的体型，为每位患者制作自己独立使用的体位固定装置，保证每天治疗的位置能重复一致。定位时患者皮肤上会画上标记线，这相当于身体的坐标，每次治疗时治疗师根据坐标调整患者在治疗床上的位置。因此，放疗期间患者需要保证所有的标记线清晰，如不清晰，需要及时补画。身体位置固定好以后，会进行图像扫描，常用的是 CT 或 MRI 模拟定位扫描，后续放疗医生会根据这些图像为患者制订个体化的放疗方案。

子宫内膜癌和宫颈癌未手术的患者和术后患者定位方式一样吗

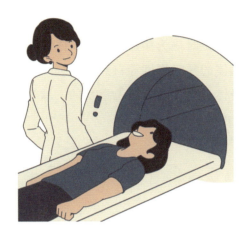

定位方式与放疗方式有关，做外照射的患者（无论是否接受过手术治疗），可以采用体膜（网）/真空垫固定，也就是在腹盆部区域用体膜/真空垫塑形后进行定位扫描。有些术后患者如果只做内照射（后装治疗），则须在定位时在阴道内放置模具，而无须体膜（网）固定。

定位时为什么要扣体网

精准定位是精准放疗的首要步骤。定位时利用体网固定身体位置，可以保证治疗期间的每一次的体位都和定位时最为接近，同时，体网可在一定程度限制人体的呼吸幅度等自然生理运动，减少治疗期间的身体位置移动。体位重复的一致性越好，治疗的精准度越高。

定位后为什么不能马上放疗

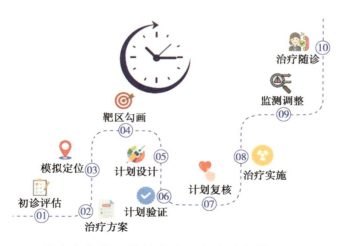

放疗定位的目的是获取患者在治疗体位下的CT

或 MRI 等定位图像（通常＞100 张），定位之后，还须制订复杂的放疗方案及进行严格的放疗计划质量审核，以保证给予患者精准的放疗。而上述这些放疗前的准备工作，通常须耗费数天时间，所以患者在定位完成后还要耐心等待一段时间，才能开始放疗。

专家有话说

妇科肿瘤放疗前准备是一个复杂的过程，需要医患密切配合。放疗前要进行充分的准备工作。如放疗定位是放疗前准备工作的关键环节，对于确保放疗的精确性和有效性至关重要，患者应遵循医嘱，配合医生的各项操作，如排空大便、提前饮水、憋尿等。

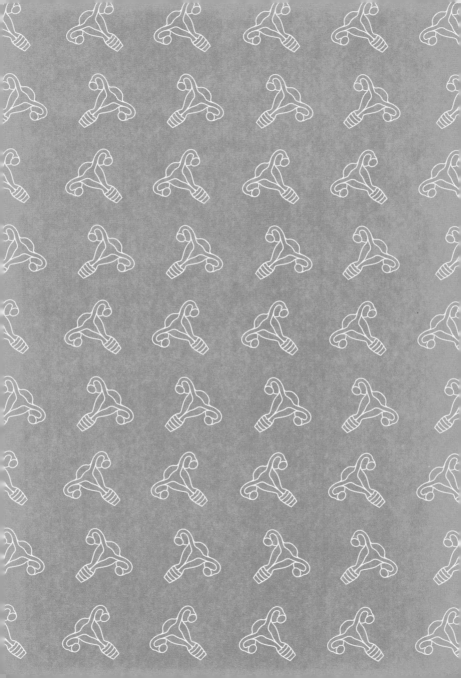

PART 4

有的放矢
放疗中注意事项

聊了这么多，妇科肿瘤放疗究竟怎么做？又会带来哪些不良反应？本篇带您全面了解妇科肿瘤的放疗过程，以及如何面对治疗过程中出现的各种问题，顺利完成您的康复之路。

妇科肿瘤放疗具体怎么做

①医生结合患者病史、查体、实验室检查、影像学检查、病理学检查等对妇科肿瘤患者病情充分评估，明确诊断及分期，确定符合放疗适应证。②放疗定位。定位前患者要排空大便，提前饮水、憋尿。随后脱去衣物平躺，两侧胳膊上举，医生利用热塑膜或真空垫进行患者的体位固定，并在体表画十字标记线，随后进行 CT 扫描。③勾画靶区、危及器官，设定处方剂量。将 CT 扫描图像上传到专门的工作站，医生根据定位的 CT 图像，结合其他影像（如 MRI、PET–CT 等）勾画放疗靶区及危及器官，并设定处方剂量。④放疗计划设计和评估。由物理师根据医师设定的靶区范围及放疗剂量进行放疗计划设计，随后由医师审核计划的可行性及安全性。⑤复位。放疗计划审核通过后，按计划中心校位。复位前的准备和定位前相同，医生将热塑膜重新扣在患者体表核对定位时标记的位置，确认误差在规定范围内。⑥治疗。患者治疗前准备保持与定位前相同，医生核对位置无误后按计划实施外放疗。

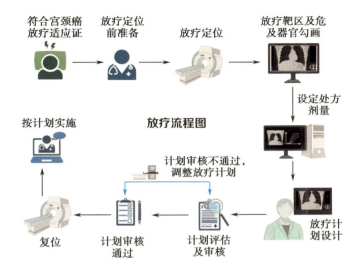

符合宫颈癌放疗适应证 → 放疗定位前准备 → 放疗定位 → 放疗靶区及危及器官勾画

设定处方剂量

放疗流程图

计划审核不通过，调整放疗计划

按计划实施 ← 复位 ← 计划审核通过 ← 计划评估及审核 ← 放疗计划设计

定位后画在身上的线可以洗掉吗

画在身上的线在放疗结束前不可以洗掉。在放疗定位的时候会用红或紫色专业墨水在放射区域皮肤上划上标记，通常是三个十字的标记，以此确定肿瘤治疗的中心层面。患者放疗期间治疗师会根据患者皮肤上的标记与床的标记位置给患者做固定及位置矫正，保证在多次放疗过程中体位的良好重复性，以便工作人员在放疗过程中准确操作。所以放疗定位后画在身上的线很重要，这种特殊的墨水描画在皮肤上一般在数天至 1 周后逐渐褪色、脱落，建议患者每天自查，一旦出现画在身上的线出现模糊、不清楚的情况，及时联系主管医师 / 治疗师补画。

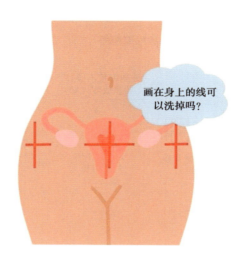

画在身上的线可以洗掉吗？

放疗会有什么感觉？会疼痛吗

　　放疗利用放射线穿透体表杀灭肿瘤，刚开始放疗时并没有任何感觉，更不会疼痛。但放射线不可避免地会对放射范围内的正常组织器官有一定的损伤，随着剂量增高，会出现各种不适反应，甚至疼痛。照射腹股沟或外阴区域的患者随着放疗次数的增加可能会出现照射区域的皮肤或黏膜不同程度的红、肿、热、痛、色素沉着，严重的甚至可出现皮肤破溃、水疱，造成疼痛。另外腹、盆部照射后可出现腹胀、腹泻、腹痛、尿路刺激等症状。这些放疗过程中出现的急性期反应一般在放疗结束后会逐渐减轻或消失。

发热后还能做放疗吗

放疗过程中出现发热的原因有很多，不同患者的体质也不一样，发热时机体的免疫系统可能存在异常，如果继续放疗可能会加重不良反应。因此出现发热症状时要及时就医，由医生通过相关检查评估发热的原因，进行相应治疗，如果影响治疗疗效或者危及患者生命安全，要立刻停止放疗。根据发热原因不同，主管医生在对整体病情综合判断后决定何时能够恢复放疗。

妇科肿瘤放疗需要注意什么

放疗作为妇科肿瘤治疗的主要治疗方式之一，

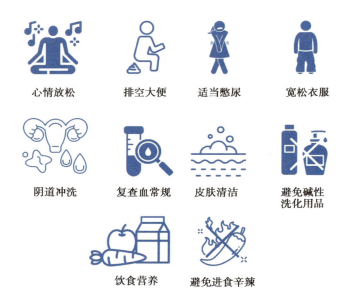

心情放松　　　排空大便　　　适当憋尿　　　宽松衣服

阴道冲洗　　复查血常规　　皮肤清洁　　避免碱性洗化用品

饮食营养　　避免进食辛辣

治疗过程可能会持续 2 个月甚至更长时间。对于患者而言，首先，要保持心情放松，信任并配合医护人员一起完成整个疗程。其次，每次放疗前应尽量保持和定位时一样的状态，排空大便并适当憋尿，穿宽松且容易穿脱的衣服。放疗过程中每 2~3 天进行阴道冲洗，每周复查血常规等血液指标。另外，照射区域内尽量保持皮肤清洁、干燥，禁止敷贴和涂抹各种药膏，避免使用碱性肥皂和洗化用品，避免搓洗、摩擦皮肤。放疗过程中及放疗后要加强饮食营养，避免进食辛辣刺激、生冷、寒凉食物及粗纤维食物（如冬瓜、芹菜、菠菜等）。放疗期间如果出现不适症状要及时告知主管医师，从而采取相应的治疗措施，保证放疗顺利进行。

妇科肿瘤放疗有什么不良反应吗

妇科肿瘤放疗的不良反应主要分为放疗中及放疗后3个月内出现的早期反应和放疗3个月后出现的晚期反应。

(1) 放射性肠炎：早期反应表现为食欲缺乏、腹泻、肛门坠痛、黏液便、大便疼痛，偶有便血等情况。晚期反应可能出现小肠的粘连、溃疡、狭窄、梗阻、穿孔症状；直肠晚期反应症状除了早期症状持续之外，还可能出现反复便血，直肠狭窄，排便困难，直肠阴道瘘等。

(2) 放射性膀胱炎：早期反应主要表现为尿频、尿急。晚期反应主要包括尿频、尿急、尿痛、血尿、排尿困难，少数患者可能出现膀胱阴道瘘。

(3) 放射性皮肤反应：早期的皮肤反应包括红斑、色素沉着、脱皮、水肿、水疱、渗液，甚至皮肤溃

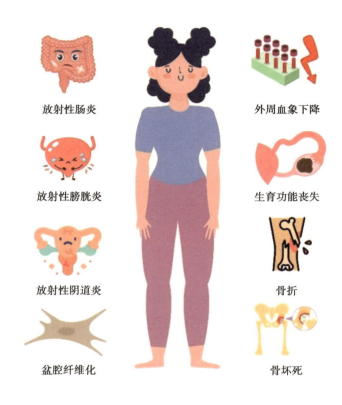

放射性肠炎

外周血象下降

放射性膀胱炎

生育功能丧失

放射性阴道炎

骨折

盆腔纤维化

骨坏死

疡。晚期皮肤反应主要表现在不均匀性的色素沉着，皮肤纤维化等。

(4) 放射性阴道炎：早期反应为物理性炎症反应，表现为阴道黏膜水肿、充血、疼痛及阴道分泌物增多。晚期阴道反应主要包括阴道狭窄、干涩、出血、纤维化等。

(5) 盆腔纤维化：患者接受大剂量全盆腔照射后可能引起盆腔纤维化，严重者继发输尿管梗阻及淋巴管阻塞，导致肾积水、肾功能不全、下肢水肿等。

(6) 外周血象下降：表现为贫血、白细胞和血小板减少等。

(7) 其他：卵巢对放射损伤非常敏感，可能丧失内分泌功能和生育功能。骨盆及股骨上段受到放射线照射后极少数情况下可出现骨折或者骨坏死。

上面提及的妇科肿瘤放疗相关的所有不良反应都会出现吗

放疗不良反应的发生与放疗单次剂量、放疗总剂量、疗程时间、是否同时进行化疗或其他治疗、个人防护等多种因素相关，各种不良反应的发生概率不尽不同。如几乎所有的放疗患者都会出现不同程度的皮肤损伤，出现轻度胃肠道反应的发生比例约为 50%，放射性直肠炎发生率为 5%～15%，重度放射性直肠炎的发生率不足 1%，5 年内小肠出现溃疡、狭窄等严重不良反应的发生率不足 5%。轻度膀胱反应的发生比例约为 25%，放射性膀胱炎发生率约为 3%。轻度阴道反应的发生比率为 60%～89%，2 年内观察到中重度阴道不良反应发生率约为 3.6%，其中阴道狭窄最常见，其次是阴道干涩。

如何预防和治疗放疗的不良反应

(1) 放射性直肠炎、放射性小肠炎：养成良好的排便以及饮食习惯，注意饮食卫生，尽量不吃辛辣、生冷的食物，多吃易消化、高维生素、少渣、低脂及产气少的食物，可多吃瘦肉、鱼类、蛋类食物。保持肛门周围皮肤的清洁及干燥，日常注意对腹部进行保暖，可使用放疗保护剂降低直肠的近期和远期放疗反应。

(2) 放射性膀胱炎：嘱咐患者多喝水，放疗前排空膀胱，保持尿道口与外阴部清洁卫生。如果出现相应症状应及时就医，可以进行对症抗感染、止血、补液治疗，用药物进行膀胱灌注。若症状严重，如难以控制的血尿、尿路狭窄所致严重的肾盂积水等，须进行手术治疗。

(3) 放射性皮肤反应：放疗过程中最好选择宽松、柔软、透气、吸水强的贴身衣物，照射范围皮肤应尽量避免使用刺激性药物、洗化用品、碱性肥皂等，避免冷敷、热敷，避免摩擦，尽量保持皮肤干燥、清洁。如果已经出现了皮肤脱皮、破溃，可涂抹抗生素软膏、糖皮质激素软膏、湿润烧伤膏等，加快病损组织的修复。

(4) 放射性阴道炎：加强阴道冲洗，保持外阴清洁干燥，建议使用阴道扩张器。建议阴道冲洗时间持续 1~2 年，每周 2~3 次，分泌物多、异味浓的患者应每日冲洗，阴道有出血应谨慎冲洗。

(5) 盆腔纤维化：主要引起下肢淋巴回流障碍。其治疗主要包括非手术治疗和手术治疗两方面，其中手法引流综合消肿治疗是目前公认的治疗早期下肢淋巴水肿最有效的方法，对于晚期严重影响生活质量的患者，可以考虑手术治疗，还可用活血化瘀的中药进行治疗。

(6) 卵巢功能损伤：可通过腹腔镜或常规手术使卵巢远离放射区域，移动至结肠旁沟等位置。为避免卵巢功能受损，在实施放射治疗期间可通过手术将卵巢移位至髂嵴上方 1.5cm 处。最新的预防卵巢损伤技术包括移植技术及卵巢组织冷冻保存技术。

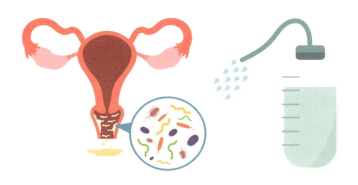

妇科肿瘤放疗后出现的不良反应能恢复吗

患者出现上述早期不良反应后，应及时告知主管医师，可采取对症治疗，严重者甚至需要暂停放疗。通常患者在放疗结束后 3～6 个月症状会逐渐减轻或消退。

晚期不良反应可以给患者带来长期的不适感，需要主管医师评估症状出现的原因及严重程度，进行对症治疗、手术治疗或者中医治疗等。晚期不良反应一般持续时间较长，通常 3～5 年后才可逐渐减退，甚至无法完全恢复。

放疗前阴道出血，放疗后多久阴道会停止出血

阴道出血是宫颈癌常见症状，70%～80% 的宫颈癌患者会出现阴道出血。放射治疗使肿瘤快速缩小、宫颈组织纤维化封闭破裂的血管来控制阴道出血。体外放射治疗和腔内放射治疗均有较好的止血效果。外照射放疗的止血时间平均为 1 周。对于大出血患者，腔内近距离放疗止血效果更佳，在治疗 48～72h 可达到止血效果。

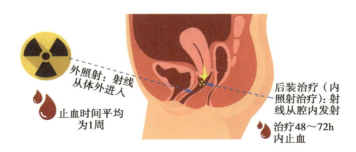

外照射：射线从体外进入

止血时间平均为1周

后装治疗（内照射治疗）：射线从腔内发射

治疗48～72h内止血

放疗期间腹泻该怎么办

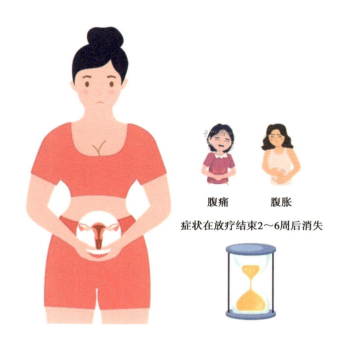

腹痛　　　腹胀

症状在放疗结束2~6周后消失

　　患者若出现腹泻应及时就诊。首先完善粪常规等检查，除外其他病因（包括感染性肠炎、药物相关性肠炎等），明确是否为放射性肠炎所致腹泻。放射性肠炎是腹、盆腔放疗患者常见的并发症之一，主要症状包括腹痛、腹泻、腹胀、里急后重等。患者在放疗开始后应保证低纤维素、低脂、高热量、优质蛋白饮食，若出现中度腹泻（腹泻次数每日≥4 次）或出现水样便，应及时就诊对症治疗。

放疗之后小便疼怎么办

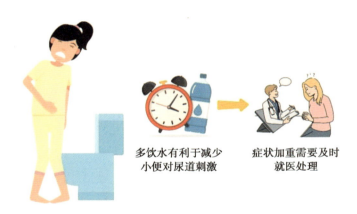

多饮水有利于减少
小便对尿道刺激

症状加重需要及时
就医处理

放疗可破坏尿路上皮完整性，诱发膀胱炎和水肿。放射性膀胱炎或泌尿生殖系统损伤的发生率为20%～40%，患者可出现尿频、尿急、尿痛、排尿困难等症状，这些症状多为轻度、自限性，放疗结束后逐渐缓解，仅有少部分患者症状持续到放疗结束后

3个月。患者放疗后出现轻度小便疼痛，可每日多饮水并观察随访。若症状加重应及时就诊对症止痛处理，非甾体抗炎药止痛效果良好。合并细菌感染时，须对症抗感染治疗。

放射性直肠炎一直便血怎么办

慢性放射性直肠损伤需要较长时间治疗，局部灌肠是最有效的治疗方式之一。患者长期便血可用硫糖铝、康复新液、粒细胞巨噬细胞集落刺激因子等药物保留灌肠，改善症状。若患者严重便血或灌肠4周后仍持续出血，可于肠镜下止血治疗。

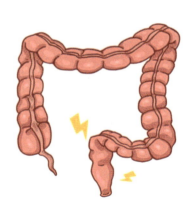

放疗后皮肤变黑了还能恢复吗

放疗后可出现轻度皮肤反应，主要表现为放疗区域皮肤色素沉着，一般无须特殊处理。放疗结束后皮肤颜色会逐渐变淡，绝大多数患者可恢复正常皮肤颜色。

放疗后痔会加重吗？如何减轻放疗后肛门疼痛

放疗会导致直肠黏膜水肿、血管扩张，出现痔加重的情况，患者在放疗过程中应禁食辛辣刺激食物，使用复方角菜酸酯等药物保护直肠黏膜，减少黏膜充血，降低炎性渗出，预防痔加重，缓解肛门疼痛。

为什么放疗期间周末要休息 2 天

不同增殖周期的肿瘤细胞对射线的敏感性不同，射线会首先杀伤处于敏感期的肿瘤细胞。在休息的放疗间歇，原本对射线不敏感的肿瘤细胞进入敏感期，再进行放疗时就能被射线杀伤，达到缩小、消除肿瘤的目的。在精准放疗技术的支持下，放疗的实施过程仍不可避免地使部分正常组织受到照射，在休息的放疗间歇，正常组织有时间进行修复，从而减轻放疗对正常组织的损伤。

放疗期间患者耐受不了可以少做几次吗

为保证肿瘤治疗效果，要在一定的时间内给予足够的照射剂量。如果照射剂量不足，会导致肿瘤缩退效果差或出现复发，影响治疗的疗效。宫颈癌外照射联合腔内放疗总剂量要达到 85Gy 以上，总治疗时间控制在 7 周以内。为保证放疗顺利进行，患者如有不适应及时就诊，避免不良反应加重，中断放疗，保证放疗过程完整。

如果出现了阴道瘘怎么办

阴道瘘是妇科肿瘤放化疗过程中可能出现的一种并发症，分为泌尿生殖道瘘和直肠阴道瘘。泌尿生殖道瘘可分为膀胱阴道瘘、尿道阴道瘘、膀胱子宫瘘、膀胱尿道阴道瘘及输尿管阴道瘘。出现阴道瘘应去妇科就诊，由妇科、泌尿外科、普通外科、肿瘤放疗科、肿瘤化疗科 MDT 决定是否手术治疗。

后装具体怎么操作

什么是妇科肿瘤后装治疗的截石位体位？

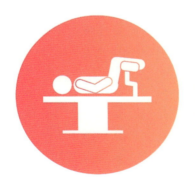

截石位是肛门手术中最常用的体位，患者仰卧于检查床上，臀部靠近床边，腿部放到支腿架上，有助于最大限度地显露会阴，因此被广泛应用于直肠、肛管手术及妇科检查中

①患者采取截石位躺在后装操作治疗床上，下垫护理垫，给予会阴区及阴道冲洗和消毒。②给患

者双腿套上清洁腿套，操作区铺巾。③留置导尿管，放置后装施源器（不同的病情选择不同的施源器）。④患者平移至CT模拟定位机行CT扫描，图像传输至计划系统，勾画靶区后，物理师行实时计划设计。⑤计划完成，传输至后装治疗机，患者于后装治疗室实施治疗。⑥治疗完成，撤出施源器，拔出尿管，患者下治疗床整理衣物，全部操作结束。

后装治疗前要做哪些准备

妇科肿瘤患者在后装治疗前要准备：①血液系统检查包括近期血常规，3个月内术前免疫八项，凝血功能（必要时）。②影像学检查（包括放疗前MR、后装前MR等）以及既往病历资料。③准备一次性备皮刀（首次治疗）。④治疗当日穿宽松便于穿脱的衣物；准备2个护理垫；排空直肠；家属陪同。⑤治疗前完成阴道冲洗，治疗过程中需要保持安静、放松，避免移动身体或触碰治疗设备，以免影响治疗的效果。

血常规

乙肝二对半

梅毒螺旋体抗体

艾滋病联合试验

凝血功能（必要时）

影像学（MR等）

既往病历

一次性备皮刀

宽松易脱衣物

护理垫

阴道冲洗

后装会疼吗

后装操作需要扩张阴道后将施源器放置于阴道内以及宫腔内，因此对于大部分患者，行后装治疗会有轻微疼痛或不适感，只有少部分患者疼痛比较明显。对于这类患者，可以提前给予止痛药物来减轻操作时疼痛，同时进行心理疏导，减轻患者紧张情绪，配合操作进一步减轻疼痛。

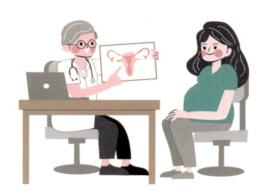

做过手术和没做手术的患者，后装治疗有什么区别

未手术的患者，通常指宫颈癌、子宫肿瘤未行

子宫切除的患者，后装时须照射子宫、宫颈和阴道。手术后的患者，通常指子宫切除术后，后装时须照射阴道残端和阴道。

	未手术	术 后
照射部位	子宫、宫颈和阴道	阴道残端和阴道
施源器放置位置	宫腔和阴道内	阴道内
阴道扩张程度	需扩张	扩张轻
疼痛	部分阴道弹性差的患者会出现	无／极轻
后装操作时长	15～25min	5～10min
照射时长	略长	短
不良反应	有	无／轻
阴道出血	无／有	无

为什么要做阴道冲洗

阴道冲洗为阴道扩张＋冲洗。因为妇科肿瘤会有大量的分泌物及脱落的肿瘤细胞进入阴道，导致大量细菌繁殖，进而引发炎症、阴道粘连等，使放射敏感性降低，使放疗效果变差。因此，在放疗期间及结束后，建议使用阴道冲洗保持阴道健康，减少阴道狭窄粘连，减轻阴道炎，增加放射敏感性。同时为后装做好充分的阴道扩张，提高患者后装的耐受度。

阴道冲洗可以在家自己做吗

可以。在家进行阴道冲洗须注意以下几点。①咨询：与医生讨论您的情况，以获取您的冲洗方案和注意事项。②冲洗用具：准备好冲洗用具，如医生开具的阴道冲洗套装或专门设计的注射器或喷头。③冲洗剂：可使用医生建议的冲洗剂，或使用洁净温水进行冲洗，避免使用肥皂、香料或任何其他添加剂。④姿势：请选择一个舒适且使冲洗剂容易进入阴道区域的姿势。⑤冲洗技术：遵循医生提供的关于冲洗技术的具体说明。过程中须将用具插入阴道，让冲洗剂缓慢而均匀地流动。⑥卫生：冲洗前后应用肥皂和清水彻底洗手，确保冲洗器械在使用前清洁和无菌，并在冲洗过程中保持卫生。⑦整个过程中有任何不适要及时与医生沟通。

放疗期间可以洗澡吗

可以。放疗期间洗澡需要注意以下几点。①温水淋浴：使用温水而非热水洗澡是更为安全和舒适的选择，避免使皮肤过热。②温和洗涤：放疗区域皮肤请使用温水洗涤，放疗区外部皮肤可适当使用温和无香料的洗涤剂，以减少对皮肤的刺激。③避免摩擦：在冲淋时避免用力搓揉或擦拭受放疗影响的皮肤区域。轻柔地用手或柔软的毛巾拍打皮肤干燥即可。④避免浸泡：尽量避免长时间浸泡在水中，防止皮肤过度湿润。快速并彻底地冲洗后尽快拭干。

放疗期间怎么补充营养

放疗期间，请与医生或营养师合作，以获得个性化的饮食和营养建议。以下是需要注意的饮食建议：①摄入充足的蛋白质。增加摄入蛋白质的食物，如鱼、禽肉、豆类、坚果和乳制品，可以帮助维持肌肉和组织的健康。②忌生冷饮食。避免食用生冷的食物，比如生鱼片、冰激淋等，这些食物容易引起肠胃不适。此外，一些凉的水果也可以导致胃肠不适。③避免刺激性食物。某些辛辣食物、酸性食物可能会对消化系统造成刺激。④适当食用蔬菜。蔬菜富含维生素、矿物质和纤维，有助于提供充足的营养物质，增强免疫力。⑤忌烟酒。在放疗期间或任何治疗过程中，请避免饮酒和吸烟。⑥放疗期间请保持营养均衡，少食多餐，尽量通过日常优质蛋白饮食维持稳定的体重，有助于放疗的顺利实施。

放疗期间怎么锻炼

在接受放疗期间，锻炼可以有助于维持身体的健康和提高生活质量。然而，由于个体差异和治疗方案的不同，建议在开始任何新的锻炼计划之前咨询医生或专业医疗团队的意见。以下是一些建议，但请务必在医生的指导下进行适当的调整。

(1) 轻度有氧运动：散步是一种轻松的有氧运动，可根据个人体力逐渐增加时间和强度。不建议放疗期间游泳运动。

(2) 温和的瑜伽和太极：这些运动形式可以提高柔

韧性、平衡和身体意识，同时不对身体造成过多压力。

(3) 力量训练：使用轻量级的哑铃进行温和的力量训练，有助于维持肌肉力量。注意避免负重过大，以防对治疗部位产生负面影响。

(4) 伸展运动：进行温和的伸展运动，有助于缓解肌肉紧张和提高关节灵活性。

(5) 呼吸练习和冥想：学习深度呼吸和冥想技巧，有助于缓解焦虑和提高心理健康。

(6) 定期活动：尽量保持定期的轻度活动，避免长时间的久坐、久站。

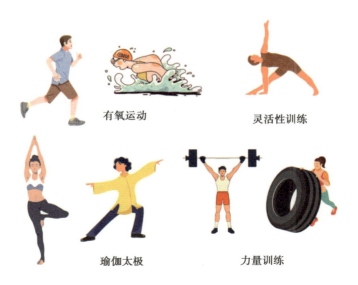

有氧运动　　　　　　灵活性训练

瑜伽太极　　　　力量训练

(7) 听从医生建议：根据医生的建议进行调整，在进行锻炼时，密切注意身体的反应。如果出现任何不适或疼痛，应立即停止锻炼并咨询医生。

为什么放疗期间要定期复查血常规及血生化

放疗期间定期复查血常规及血生化，是为了监测患者的身体状况，确保放疗治疗过程中各项生理指标在正常范围内，并及时发现和处理任何潜在的问题。以下是一些常见的原因。①血细胞计数：放疗可能对造血系统产生影响，导致白细胞、红细胞和血小板数量下降。通过定期的血液检查，医生可以监测这些指标，确保它们在正常范围内，以减少感染和出血的风险。②肝功能检查：药物和腹部照射可能对肝产生影响。通过监测肝功能指标，可以及早发现异常，确保肝脏正常运作。③肾功能检查：一些药物和腹部照射可能对肾造成负担。监测肾功能有助于确保患者的肾功能正常，防止药物积聚和其他潜在的肾脏问题。④电解质平衡：放疗可能对电解质平衡产生影响，通过监测血液中的电解质水平，可以预防电解质紊乱引起的问题，如肌肉痉挛、心律失常等。

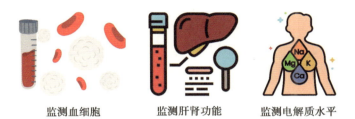

监测血细胞　　　　监测肝肾功能　　　　监测电解质水平

放疗期间能吃中药吗

中药包含一些化学成分，可能与放疗药物产生相互作用，因此在使用中药之前，建议患者与医生进行详细的讨论。①在考虑使用中药之前，务必告知治疗团队，包括主治医生和放射治疗专家。他们可以评估中药与放疗之间的潜在相互作用，并提供个性化的建议。②一些中药可能对患者的整体健康有积极的影响，但仍然需要医生的指导选择经过验证安全性的中药。③如果患者决定使用中药，医生可建议定期监测患者的生理指标，以确保中药不会引起不良反应。

患者在接受放疗期间应当遵循医生的建议，不擅自更改治疗计划或服用新的药物，包括中药。

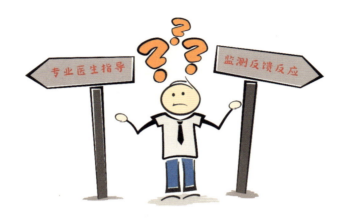

手术后放疗的患者如何预防下肢水肿

　　手术后放疗的患者预防下肢水肿是一项重要的护理任务，特别是在涉及淋巴结清扫或影响淋巴系统的手术后。接下来为您介绍几种预防下肢水肿的方法。①穿戴医用弹力袜（也称为压缩袜）可以帮助减少下肢水肿，这些袜子可以提供适当的压力，促使血液和淋巴液更好地流回心脏。②定期进行轻度、适量的运动，如散步，有助于促进血液和淋巴液的

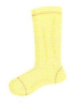

穿戴医用弹力袜

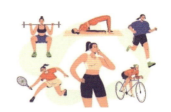

定期运动

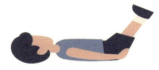

抬高下肢

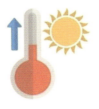

避免高温环境

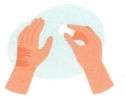

避免受伤和感染

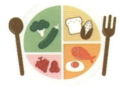

健康饮食

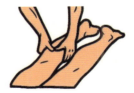

适度按摩

流动。避免长时间保持同一姿势，尽量避免长时间久坐或站立，避免负重行走。③当患者坐着休息时，尽量将下肢抬高。这有助于减轻下肢的压力。④避免长时间暴露在高温环境中，因为热能够使血管扩张，增加水肿的风险。⑤避免下肢受伤，因为损伤可能增加水肿的风险。避免感染，保持下肢清洁，定期检查有无创伤。

放疗后出现外阴水肿怎么办

外阴水肿可能是放疗的不良反应之一，通常与局部组织对辐射的反应有关。如果患者在放疗后出现外阴水肿，应该及时向医生报告，以便得到专业的评估和治疗建议。尽量避免使用可能刺激外阴区域的化妆品、香皂或其他刺激性物质，选择温和、不含刺激性成分的清洁产品。穿着宽松、透气的棉质内裤，有助于减少摩擦和保持局部透气性。可以尝试用轻柔的冷敷来缓解局部不适和减轻水肿。使用干净的冷毛巾或冰袋，但避免直接接触皮肤，以免引起冻伤。另外，在水肿和症状缓解之前，建议避免性行为，以减少对水肿区域的刺激。

外阴水肿处理建议

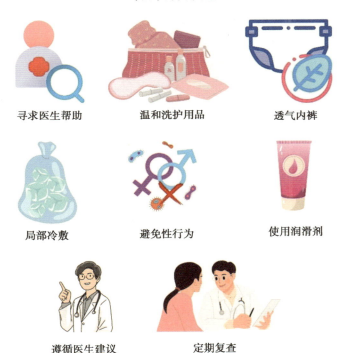

寻求医生帮助   温和洗护用品   透气内裤

局部冷敷   避免性行为   使用润滑剂

遵循医生建议   定期复查

如何预防放疗后皮肤、黏膜不良反应

预防放疗后的皮肤和黏膜不良反应是非常重要的，因为这些反应可能对患者的生活质量产生负面

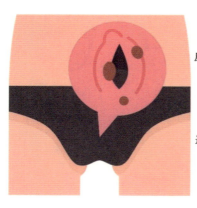

皮肤清洁湿润

阴道冲洗

避免热水浴

避免刺激性
物质

勤换棉质内衣

影响。可以从以下几个方面防护。①保持皮肤清洁：使用温和、不含刺激成分的清洁剂。避免使用含有香料、酒精或其他刺激性成分的产品。②保湿：使用医生推荐的护肤品，如无香料的乳液或霜，以保持皮肤湿润。建议在放疗开始前就开始使用保湿品，持续至治疗结束后。③避免暴晒：避免阳光暴晒，尤其是放疗区域。在户外活动时戴帽、穿长袖衣物。④穿着宽松舒适的衣物：避免摩擦和刺激，选择柔软、宽松的衣物。⑤避免热水浴：使用温水而非热水洗澡，避免使用含有刺激性成分的沐浴产品。⑥保持充足水分：喝足够的水有助于保持皮肤黏膜的湿润，减轻干燥和不适感。

妇科肿瘤的放疗分为外放疗和内放疗。患者在治疗前对放疗整体过程的了解，有利于消除紧张情绪，更好地配合医生放疗，及时发现和治疗放疗期间出现的不良事件。

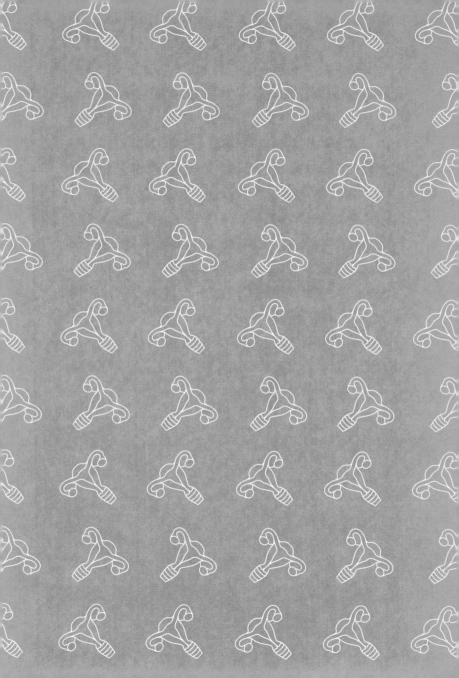

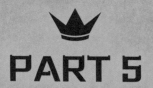

PART 5

不容懈怠
放疗后随访

　　放疗终于结束了，是否"一劳永逸"了呢？本篇为您解答放疗后的注意事项，关注治疗结束后的生活质量和健康管理，共赴健康之路。

放疗之后有什么注意事项吗

终于完成治疗了，悬着的心可以稍稍放下一些，还有哪些注意事项呢？

(1) 保持良好的饮食习惯：采用均衡营养的饮食，有助于促进身体的康复。

(2) 保持充足的水分：饮水量足够有助于排除放射治疗过程中产生的废物和毒素，有助于减轻治疗后的不适感。

(3) 定期进行随访：遵循医生的随访计划，定期复查，了解病情，关注自己任何新出现的症状或不良反应，以确保身体的恢复和发现任何潜在的问题。

(4) 防晒：在接受放疗的区域使用防晒霜，以防止皮肤受到阳光的刺激最好避免照射部位暴露于阳光下。

(5) 避免刺激：避免使用刺激性的化妆品和洗浴用品，选择温和的清洁产品。

(6) 注意情绪健康：如果在治疗期间或之后感到情绪上的压力，不要犹豫寻求心理健康支持。心理健康与身体健康同样重要。

(7) 避免烟草和酒精：避免烟草和酒精，因为它们可能对康复和整体健康产生负面影响。

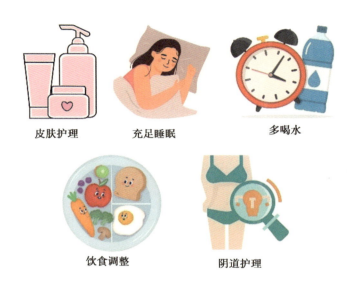

皮肤护理　　　充足睡眠　　　　多喝水

饮食调整　　　阴道护理

放疗之后还须做其他的治疗吗

放疗之后是否要进行其他治疗取决于多个因素。根据患者的具体病情、肿瘤类型、肿瘤的分期和治疗效果等，可以选择手术治疗、化疗、免疫治疗、靶向治疗等，医生会根据这些因素制订个体化的治疗方案。另外，对于某些激素敏感性肿瘤，激素治疗可能是一种有效的治疗方式。每个患者的情况都是独特的，最佳的治疗方案应当由医生根据患者具体情况和最新的医学研究来确定。患者应当与医生保持良好的沟通，了解并讨论治疗方案，以便做出明智的决策。

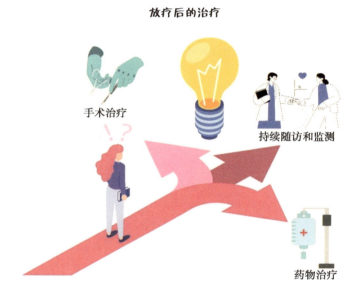

放疗后的治疗

手术治疗

持续随访和监测

药物治疗

放疗之后多长时间复查

复查的目的是监测患者的康复过程，评估治疗效果，并及时发现任何潜在的问题，放疗之后的复查时间通常由主管医生根据患者的具体情况和肿瘤类型制订。

（1）短期复查：通常每3个月复查1次，以评估治疗期间出现的不良反应，如皮肤反应、疲劳、食欲变化等。这些短期复查通常在治疗结束后的几周内进行。

放疗后复查指南

放疗后2年，每3个月复查
· 评估治疗期间出现的副作用，如皮肤反应、疲劳、食欲变化，通常在放疗后几周内进行。

短期复查

放疗后2~5年，每半年复查
· 评估患者的整体康复情况、检查病情的稳定性，确定是否需要进一步治疗。

中期复查

放疗后5年以上，每年复查
· 定期进行体检、影像学检查和实验室检查，以检测患者的生理状况，检查是否有癌症复发或出现其他并发症。

长期随访

(2) 中期复查：通常在治疗结束后的 2～5 年每半年复查 1 次，以评估患者的整体康复情况、检查病情的稳定性，并确定是否要进一步的治疗。

(3) 长期随访：长期随访是放疗后的重要环节，可以持续数年，一般在治疗后 5 年以上，每年复查一次。在这个阶段，医生可能会定期进行体检、影像学检查和实验室检查，以监测患者的生理状况，检查是否有癌症复发或出现其他并发症。

患者应当密切遵循医生或治疗团队制订的随访计划，并及时报告任何新的症状或疑虑，以便医生能够及时采取适当的治疗措施。

放疗之后需要复查哪些项目

放疗之后的复查用于监测患者的康复过程，评估治疗效果，及时发现任何潜在的问题。以下是一些常见的复查项目。①查体：医生会进行身体检查，注意观察患者的一般健康状况，肿瘤部位的情况及任何可能的不良反应。②影像学检查：根据肿瘤类型和放疗计划，可能会进行影像学检查，如 CT、MRI、PET-CT 等，以评估肿瘤的缩小情况，确定治疗效果，及时发现是否有复发或新病灶。③实验室检查：血液检查可以包括完整血细胞计数、电解质、肝功能和肾功能等，以评估患者的整体健康状态。④肿瘤标志物检查：某些癌症可能会有特定的生物标志物，医生可能会通过检测血液或尿液中的这些标志物来监测疾病的状态。

医生会根据患者的需要制订个性化的复查计划，以确保患者在治疗后的康复过程中得到充分的监测和支持。

放疗后复查项目

临床检查

影像学检查

实验室检查

肿瘤标志物检查

心脏功能检查

骨密度检查

放疗之后会复发吗？复发了怎么办

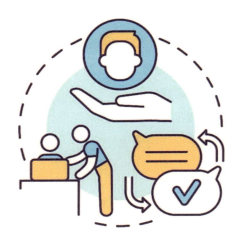

　　放疗可以有效减少肿瘤细胞，控制或消除部分肿瘤，但需要明确的是放疗并非万无一失。首先，放疗后肿瘤是否复发与肿瘤的类型、大小、位置，以及患者的整体健康状况等因素相关。有些肿瘤类型对放疗更为敏感，而另一些则可能较难根除。复发后的治疗选项取决于多种因素，包括初次治疗的类型、复发的位置和范围，以及患者的整体健康状况。可能的治疗方法包括：①再次放疗，如果初次放疗间隔时间较长，且患者的健康状况允许，可以考虑再次放疗。

②化疗，使用药物来杀死或减缓癌细胞的生长。③手术，如果肿瘤局限在一个区域，手术可能是一个选项。④靶向治疗和免疫治疗，这些是相对较新的治疗方式，针对特定的癌症类型和个体差异。

放疗之后还能有性生活吗

放疗它可能对性生活造成影响，放疗后性生活的恢复时间因个体差异和治疗类型而异。通常情况下，医生会建议患者在治疗期间避免性行为，因为放疗可能导致阴道干涩、疼痛或其他不适感，需要一定时间来恢复。

随着时间的推移，很多患者可以逐渐恢复性生活，然而有些患者可能需要更长的时间，甚至需要采取额外的措施来恢复阴道的弹性和润滑性。在恢复期间，与医生保持沟通至关重要，医生可以根据个人情况提供建议，包括何时可以重新开始性生活，以及如何处理任何可能出现的不适或困难。此外，心理健康也是重要的，因为性生活可能会对患者的心理状态产生影响，与伴侣或专业心理医生的交流支持也是很有帮助的。

放疗对性生活影响对策

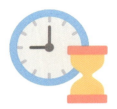

等待时间恢复

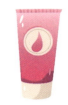

使用润滑剂

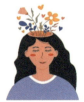

调整心态

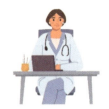

咨询医生

放疗之后还会来月经吗

　　妇科肿瘤患者放疗后是否来月经取决于不同的放疗类型、范围，以及患者的年龄和健康状况。如果放疗针对的是盆腔区域（如宫颈癌或卵巢癌放疗），那么放疗会影响卵巢功能。卵巢是产生女性激素和卵子的器官，这些激素和卵子都是产生月经的重要原因，如果卵巢受到严重损害，可能会导致早期绝经，也就是月经提前停止。年轻妇女的卵巢对放射线的耐受性更高，因此她们在治疗后仍有可能继续来月经。相比之下，接近绝经年龄的妇女在接受相同治疗后可能会绝经。此外，月经还会受到环境、饮食、情绪等因素的影响，如果患者放疗后，精神过度紧张或者是经常熬夜，可能会导致内分泌紊乱，影响月经。

放疗后长期贫血、白细胞减少、血小板减少应该怎么办

放疗后出现贫血、白细胞减少、血小板减少，是放疗常见的不良反应，但通过适当管理和治疗，不良反应可有效地管控和改善。①贫血：通常是由于放疗导致的血红蛋白减少，患者感到疲倦、无力。对此，可以通过补充含铁的食物来改善，如红肉、豆类、绿叶蔬菜和坚果。同时，医生可能会建议补充铁剂、叶酸、维生素 B_{12} 等治疗。②白细胞减少：会增加感染的风险。在这种情况下，要保持良好的个人卫生，避免接触"感冒"患者或者避免去到人流量大的公共场所。医生会根据白细胞的数量，建议使用促进白细胞生长的口服药物或针剂。③血小

板减少：可能会导致出血风险增加。患者要避免使用可能导致划伤或擦伤的锋利物品，并尽量避免剧烈活动。必要时，医生可能会给予升血小板的药物。

放疗结束可以出门旅行吗

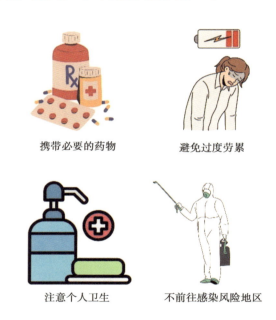

携带必要的药物　　　　　避免过度劳累

注意个人卫生　　　　　不前往感染风险地区

　　放疗可能导致身体疲劳和免疫系统暂时性弱化，因此在决定旅行前应请医生评估患者的健康状况、治疗后的恢复情况。可以参考几个方面。①如果您在放疗后感觉身体状况良好，并且没有持续的不良反应，如严重疲劳或疼痛，那么旅行会是安全的。②旅行过程应避免过于激烈或需要长时间运动，尤其是暴露在阳光下的活动，因为放疗后的皮肤可能对阳光更加敏感。③如果获得医生的批准，旅行前务必做好充分的准备，如携带必要的药物，避免过度劳累，并注意个人卫生，不要前往感染风险较高的地区。

放疗后没有食欲怎么办

放疗后没有食欲可以通过调整饮食、适当运动、药物治疗、心理治疗、中医治疗等方式进行改善。①调整饮食：放疗后，由于胃肠道功能会有所减弱，可以适当吃一些清淡易消化的食物，补充体内所需要的营养，也可以促进胃肠道蠕动。②适当运动：比如散步、慢跑、打太极拳等，能够促进胃肠道蠕动，在一定程度上也能够增强食欲。③药物治疗：如果患者在放疗后没有食欲，且伴有腹胀、腹痛等不适症状，可以在医生指导下服用多潘立酮片、枸橼酸莫沙必利片等药物进行治疗，能够促进胃肠道蠕动，改善没有食欲的情况。也可以在医生指导下通过针灸、按摩等方式进行治疗。④心理治疗：如果患者在放疗后出现没有食欲的情况，可能会导致心情过度紧张，此时可以通过心理疏导的方式进行治疗。

治愈之后为什么还要定期随访

说到"随访"很多肿瘤患者常常一头雾水，表示什么是随访？根本没人让我做过呀？其实，当治疗结束一段时间，定期去医院进行身体状态的体检和完成相应的检查，这个过程就是"随访"。

肿瘤是一种全身性疾病，经过了局部的手术和放疗，以及全身性的化疗、靶向、免疫治疗等手段，肉眼能见的肿瘤常常能被消灭，但癌细胞不一定会完全被清除，某些部位甚至可能已潜伏着未被发现的病灶和微转移灶。当机体抵抗力降低或者肿瘤细胞增殖旺盛时，肿瘤可能再次"兴风作浪"，造成复发或转移。通过定期随访可及时发现癌症复发、转移的苗头，积极采用相应的措施，及时控制肿瘤的进展。在随访过程中，医生会进行体格检查、实验室检测和影像学检查，监测患者的健康状况。如果发现异常，可及早进行干预，从而提高治疗效果。

此外，定期随访也为患者提供了一个战胜肿瘤的机会，经常与医生讨论身体状况、情绪波动、生活质量以及任何治疗相关的疑问和担忧，有利于康复。

为什么每次复查都要做那么多项目

多项目的复查是为了全面了解病情。妇科肿瘤的发展涉及多个器官和组织，综合检查有助于医生全面评估病情。如宫颈癌的复查，医生通常会建议患者在放疗结束后 1 个月做第一次复查，其项目会考虑排除宫颈癌可能转移的部位，如评价宫颈癌的局部情况，通常会给患者做盆腔磁共振检查。部分患者可能出现腹膜后淋巴结转移，此时会安排下腹部 CT 检查。宫颈癌患者可能会转移到肺、肝、骨、淋巴结等部位，对于上述情况须安排胸部 CT 检查、腹部 CT 或腹部超声等。部分患者可能会出现输尿管狭窄，此时会安排泌尿系的 B 超检查。因此要考虑肿瘤类型或肿瘤部位，帮助患者安排合理检查。除了影像学的检查外，血液检查和肿瘤标志物检测能帮助患者提供更详细的信息，有助于医生了解病情的变化，及时调整治疗计划。

综合而言，多项目的复查是为了及早发现新发病灶的蛛丝马迹，采取有效的治疗措施，提高疗效。

放疗后长期疼痛无法化解怎么办

肿瘤患者长期疼痛应及时就医，明确疼痛原因，对症"下药"。如肿瘤原发病导致的疼痛，如病情允许，以抗肿瘤治疗为主，可选择化疗、放疗、免疫、靶向治疗、肿瘤微创治疗。同时在医生指导下应用止痛药物，考虑联合辅助镇痛药物中枢镇痛治疗。肿瘤放疗后因不良反应造成的长期疼痛比较少见，应根据具体问题采取措施，通常可采取中医中药等理疗，联合舒缓医疗、心理调节等综合手段。

专家有话说

放疗结束并不意味着治疗的完全结束，患者需要继续进行后续的康复和随访。放疗后规律的随访至关重要，便于监测患者的健康状况，如果发现异常，可以及早进行干预，提高治疗效果。

后　记

　　亲爱的读者朋友们，我们已经一起学习了本书的每一个篇章，从放疗的基本概念，到妇科肿瘤的认知，再到妇科肿瘤放疗的全过程，最后到放疗后的随访。编写这本科普手册是为了帮助您更深入地理解妇科肿瘤放疗的方式、方法，使您更加理解和信任所选择的治疗方式。我们希望这本书能够成为您在诊疗过程中的良师益友，帮助您更深入地了解妇科肿瘤放疗为什么要做、做了能得到哪些帮助、如何解决身体不适等。我们知道，面对妇科肿瘤这类的疾病，每一位患者及其家属都会有许多疑问和恐惧。我们希望这本书能够为您提供一些答案，帮助您更好地应对疾病的挑战。

　　最后，我们要感谢每一位读者，是您们的支持和信任，让我们有动力继续前行。我们希望这本科普手册能够帮助更多的患者及家属朋友们，战胜病魔，共赴健康之路！

江萍　曲昂